DE LA

PHTHISIE AIGUË

CHEZ LES VIEILLARDS

PAR

AUDOUIN (Pierre),
Docteur en médecine de la Faculté de Paris,
Ancien interne provisoire des hôpitaux de Paris,
Lauréat de l'Ecole de médecine de Bordeaux.

PARIS
FRÉDERIC HENRY, LIBRAIRE-ÉDITEUR
13, RUE DE L'ÉCOLE-DE-MÉDECINE, 13

1879

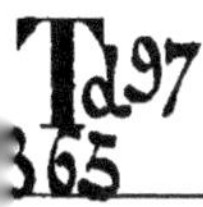

DE LA

PHTHISIE AIGUE

CHEZ LES VIEILLARDS

PAR

AUDOUIN (Pierre),
Docteur en médecine de la Faculté de Paris,
Ancien interne provisoire des hôpitaux de Paris,
Lauréat de l'École de médecine de Bordeaux.

PARIS
FRÉDERIC HENRY, LIBRAIRE-ÉDITEUR
13, RUE DE L'ÉCOLE-DE-MÉDECINE, 13

1879

A MON PÈRE

A MA MÈRE

A MA SŒUR

A MES PARENTS

A MES AMIS

A MON PRÉSIDENT DE THÈSE

M. LE PROFESSEUR PETER

Médecin de l'hôpital de la Pitié,

Membre de l'Académie de médecine.

A MES MAITRES

DANS LES HOPITAUX DE BORDEAUX ET DE PARIS

DE LA PHTHISIE AIGUË

CHEZ LES VIEILLARDS

INTRODUCTION HISTORIQUE.

Ce travail est le résultat de recherches que nous avons entreprises après avoir observé deux cas remarquables de phthisie aiguë, chez les vieillards, à l'hospice des Incurables, dans le service de M. le docteur Ferrand.

Les investigations seules de nos contemporains ont jeté quelque lumière sur ce sujet; c'est dire que nous avons pu nous dispenser non seulement de remonter aux temps hippocratiques, mais même de parcourir les ouvrages médicaux du siècle passé, se rattachant d'une manière spéciale à l'âge sénile.

La plupart de ces ouvrages renferment peu de notions scientifiques; ils ont, comme le dit M. le professeur Charcot (1), une allure surtout littéraire ou philosophique; ce sont des paraphrases plus ou moins ingénieuses de ce fameux traité *de Senectute* de l'orateur romain.

Les auteurs modernes ne mettent pas en doute l'existence de la phthisie chez les vieillards, mais la plupart

(1) Charcot. Leçons cliniques sur les maladies des vieillards et les maladies chroniques. Paris, 1874, 2e édition.

considèrent cette affection comme très rare, et quelques-uns pensent qu'elle ne présente à cette époque de la vie que les lésions produites à un âge moins avancé.

Nous allons indiquer rapidement les progrès que ces auteurs ont fait faire à cette question et montrer, à l'aide de quelques statistiques, le degré de fréquence de cette maladie dans la vieillesse.

Laennec (1) cite l'exemple d'une femme victime à 99 ans de la tuberculose pulmonaire et écrit que la phthisie est très fréquente à une époque très avancée de la vie. C'est là une opinion exagérée qu'on peut expliquer en supposant, avec M. Durand Fardel, que l'illustre pathologiste a voulu parler non seulement des tubercules eux-mêmes, mais aussi des vertiges que d'anciennes tuberculisations peuvent laisser dans les poumons.

Suivant Fournet (2), un assez grand nombre de faits épars çà et là dans les recueils périodiques démontrent que la phthisie peut se rencontrer jusque dans la plus extrême vieillesse. Ses recherches d'amphithéâtre lui ont permis de constater dans les poumons des vieillards de 60 à 70 ans des tubercules, crus chez quelques-uns, ramollis chez d'autres.

M. Gendrin (3) prétend, dans sa thèse de concours, que par un examen sérieux et les renseignements fournis par le malade, on peut toujours arriver à reconnaître que le vieillard tuberculeux a éprouvé depuis longtemps les premiers symptômes de la maladie dont il est atteint.

(1) Laënnec. Traité de l'auscultation.

(2) Fournet. Recherches cliniques sur l'auscultation, 1839.

(3) Gendrin. Influence des âges dans les maladies. Thèse de concours, 1840.

« La diminution de l'activité maladive, écrit-il, est une condition défavorable au développement et aux progrès des maladies tuberculeuses. »

Beau (1) ne croit pas à l'existence de la diathèse tuberculeuse chez les vieillards, les seules lésions que ces derniers présentent étant des cavernes siégeant le plus souvent d'un seul côté et limitées aux sommets, sans ulcérations intestinales, ni lésions du larynx.

Dans la première édition de son Traité des maladies des vieillards, M. Durand Fardel (2) exprime une opinion qui diffère peu de celle de M. Gendrin. Il pense « que les tubercules sans symptômes déterminés que l'on rencontre dans les poumons des vieillards y existaient déjà depuis un certain temps et appartenaient pour l'époque de leur développement à un âge antérieur à la vieillesse. » Nous discuterons plus loin l'opinion de ce médecin distingué.

La première monographie sur la tuberculisation des vieillards est due à M. Moureton (3) qui rapporte de nombreuses observations, non seulement de phthisie chronique, mais aussi de tuberculisation aiguë.

Après l'excellente thèse de M. Moureton, les ouvrages que nous avons consultés avec le plus de fruit sont la thèse de M. Cocatrice (4) et celle de M. Jardin (5), le Mémoire de Prus (6), les Traités des maladies des vieillards de

(1) Beau. Etude clinique sur les maladies des vieillards. Journal de médecine, 1843.

(2) Durand-Fardel. Traité des maladies des vieillards, 1843.

(3) Moureton. Tuberculisation des vieillards. Thèse de Paris, 1863.

(4) Cocatrice. Tuberculisation aiguë chez les vieillards. Thèse de Paris, 1866.

(5) Jardin. Phthisie pulmonaire des vieillards. Thèse de Paris, 1871.

(6) Mémoire de l'Académie de médecine, 1840, t. VIII.

M. Durand-Fardel, de Geist (1) et de Day (2), les savantes leçons de clinique médicale de M. le professeur Peter, etc.

La question de la fréquence absolue ou relative de la phthisie aux diverses époques de la vie a préoccupé de nombreux observateurs.

Les différentes périodes de la vie considérées suivant l'ordre de fréquence de la tuberculisation pulmonaire sont rangées par M. de Chabrol (3) dans l'ordre suivant :

De 20 à 30 ans	De 0 à 10 ans.
De 30 à 40	De 60 à 70
De 10 à 20	De 70 à 80
De 40 à 50	De 80 à 90
De 50 à 60	De 90 à 100

Dans le traité du docteur Day il est question de tables de mortalité où, sur 53,048 morts survenues à 60 ans et au-dessus, 1,867 sont dues à la phthisie pulmonaire.

Prus a eu 390 morts dans son service de Bicêtre dans l'espace de trois années ; 143 appartiennent à des affections pulmonaires diverses qui se décomposent en 77 pneumonies, 26 pleurésies, 18 phthisies, 10 asthmes avec maladies du cœur consécutives, 12 bronchites avec engouement pulmonaire.

Geist, sur 714 autopsies de vieillards, a trouvé 72 cas de tuberculisation pulmonaire.

M. Vulpian (4) a constaté que sur 24 femmes mortes de tuberculose dans son service, du 1er janvier 1862 au 1er juin 1863 :

(1) Geist. Clinique des maladies des vieillards. Erlangen, 1860.
(2) Day. A pratical treatise on diseases of advanced life, 1849.
(3) De Chabrol. In Durand-Fardel, loc. cit., 2e édition.
(4) Vulpian. In Moureton, loc. cit.

12 avaient de 60 à 70 ans.

8 avaient de 70 à 80 ans.

7 avaient de 80 à 89 ans.

M. Leudet (1) a fait pour la phthisie aiguë ce que les auteurs précédents ont fait pour la phthisie en général.

En analysant ses observations, celles de Waller et celles de Louis, il a trouvé pour âge moyen des individus atteints de phthisie aiguë, 34 ans. Sur 27 malades, 21 n'avaient pas 30 ans, 6 avaient dépassé cet âge ; les extrêmes étaient 12 ans (un seul malade) et 77 ans, dans un des faits du docteur Waller.

En résumé cette statistique ne donne qu'un cas de phthisie aiguë survenue dans l'âge sénile, sur 27 appartenant aux autres périodes de la vie.

La thèse de M. Leudet date de l'année 1851; à cette époque, aucun ouvrage important n'avait encore paru en France sur les maladies des vieillards ; la phthisie aiguë des vieillards n'avait été l'objet d'aucun travail sérieux.

Quoique nous ne puissions fournir des chiffres précis, nous sommes convaincu qu'une nouvelle statistique basée sur des faits plus récents et plus nombreux, donnerait un résultat notablement différent de celui obtenu par M. Leudet, et qu'on arriverait, par exemple, à établir une proportion de 1 sur 15 ou de 1 sur 20, au lieu de 1 sur 27. Nous reproduisons, dans notre thèse, 25 observations dont trois seulement ont été publiées avant l'année 1860 et que nous avons choisies entre une quarantaine rapportées dans les traités, thèses, mémoires, recueils périodiques que nous avons consultés.

(1) Leudet. Recherches sur la phthisie aiguë, chez l'adulte. Thèse de Paris, 1851.

ANATOMIE PATHOLOGIQUE.

Définition. — La phthisie aiguë est caractérisée anatomiquement par la dissémination de granulations tuberculeuses dans les poumons, ou l'existence de noyaux de pneumonie caséeuse non ulcérés. Nous essaierons dans ce chapitre de justifier cette définition. C'est Bayle (1) qui, sous le nom de phthisie granuleuse, a donné la première description de la phthisie aiguë. Prenant le mot phthisie dans le sens de consomption, cet auteur admet six espèces de phthisies au nombre desquelles se trouvent une phthisie tuberculeuse et une phthisie granuleuse, la première caractérisée anatomiquement par des tubercules « qui se ramollissent dans leur centre, se transforment en une matière purulente, grumeleuse, et à la fin sont complètement détruits par la suppuration, » la seconde par des granulations miliaires, transparentes, luisantes, de nature et de consistance cartilagineuse, ne devenant jamais opaques et ne se fondant pas. « Ces divers caractères, dit Bayle les (les granulations) distinguent parfaitement des tubercules miliaires, qui ont le même volume, mais qui sont toujours gris ou blancs et opaques, et qui finissent par se fondre en totalité. »

Laennec rejette cette distinction et proclame l'unité de la phthisie pulmonaire en reconnaissant que la phthisie granuleuse et la phthisie tuberculeuse sont deux genres voisins d'une même espèce morbide. Pour l'illustre auteur du Traité de l'auscultation, la matière tuberculeuse peut se

(1) Bayle. Recherches sur la phthisie. Paris. 1810.

développer sous deux formes principales, celles de *corps isolés* (qui se subdivisent en *tubercules miliaires, tubercules crus, granulations tuberculeuses* et *tubercules enkystés*) et *d'infiltration* (présentant trois variétés : *infiltration tuberculeuse informe, infiltration tuberculeuse grise, infiltration tuberculeuse jaune*).

Les conclusions de Laennec furent tout d'abord généralement acceptées et même bientôt confirmées par les recherches histologiques de Lebert. Mais quelques années plus tard, la question de savoir si oui ou non la phthisie aiguë devait être distraite de la tuberculose fut encore discutée et la théorie de Bayle trouva des défenseurs : Waller (1), qui a écrit la première monographie sur la phthisie aiguë, Robin (2), Empis (3), etc.

Ce dernier a fait paraitre, en 1865, un ouvrage important dans lequel, sous le nom de *Granulie*, il décrit une maladie générale ayant pour substratum anatomique la granulation grise, granulation qu'il considère comme très-différente du tubercule non seulement par ses caractères extérieurs, mais encore et surtout par ses caractères histologiques. Quoique la détermination locale de cette affection soit une inflammation, il estime que l'état local doit être subordonné à l'état général, et considérant la granulie plutôt comme une pyrexie que comme une phlegmasie il ajoute : « On la rangerait assez volontiers dans ce groupe de maladies aiguës dont les déterminations locales sont éminemment inflammatoires, mais qui relèvent d'un état

(1) Waller de Prague. Vierteljahrschrift für die praktische Heilkunde. Prague. 2e Jahrgang.

(2) Robin. Art. granulations et tubercules, in Dict. de Nysten, 11e édit. Paris, 1858

(3) Empis. De la granulie ou maladie granuleuse. Paris, 1865.

morbide général primitif; elle se trouverait ainsi à côté de la diphthérie, de l'érysipèle, du rhumatisme aigu, de la fièvre puerpérale, etc., etc...»

« La granulie n'a vécu qu'un jour, écrit M. Hanot (1), mais il est resté du livre de Empis la remarquable étude qu'il y a faite des formes cliniques de la phthisie aiguë.

Cette nouvelle conception de la phthisie aiguë, comme une grande pyrexie, expliquait sa physionomie clinique; mais cette conception était fausse, reposant sur des données histologiques erronées. Les progrès de l'anatomie pathologique ont fait cesser toute indécision à cet égard : la granulation grise est tubercule comme le tubercule jaune, et la phthisie aiguë n'est qu'un chapitre de la tuberculose.

« La lésion essentielle de la phthisie aiguë est le tubercule et le tubercule sous ses deux formes de granulation grise ou de tubercule massif. Il n'est pas exact, en effet, d'admettre avec Fournet que la phthisie aiguë corresponde uniquement à la granulation grise. »

M. Hanot ajoute qu'on peut trouver à l'autopsie des individus qui ont présenté l'évolution typique de la phthisie aiguë, de gros blocs de tubercule jaune, avec ou sans granulations grises, soit dans les poumons, soit dans les autres organes, et que ces cas représentent la pneumonie caséeuse des auteurs.

M. Grancher (2), et après lui MM. Thaon (3), Wilson

(1) Hanot. Art. phthisie, in Dict. de méd. et de chirurgie pratiques. Paris, 1879.

(2) Grancher. De l'unité de la phthisie. Th. de doctorat. Paris, 1873.

(3) Thaon. Rech. sur l'anat. path. de la tuberculose. Paris. 1873.

Fox (1), Charcot (2), etc., ont démontré que ces pneumonies caséeuses séparées de la tuberculose par Reinhardt et Virchow ne sont que des masses de tubercules caséifiés, dont le volume varie suivant que la lésion envahit isolément un certain nombre de lobules ou la presque totalité d'un ou plusieurs lobes.

Pour ces auteurs, la granulation grise, le tubercule miliaire et ces masses caséeuses ne sont que des agglomérations de tubercules extrêmement petits, invisibles à l'œil nu, auxquels ils donnent les noms de tubercules élémentaires, tubercules embryonnaires ou encore follicules tuberculeux. Par conséquent, pour connaître la structure de ces masses caséeuses comme la structure des tubercules miliaires et des granulations, il suffit de connaître celle des tubercules élémentaires et de savoir comment ces derniers s'agencent pour les former.

L'examen microscopique montre que ces follicules tuberculeux sont entourés d'un réseau capillaire qui ne pénètre pas dans leur intimité et qu'ils sont constitués :

1° Par une zone externe de cellules arrondies, petites, contenant un noyau volumineux, et offrant tout à fait le type des cellules embryonnaires ; 2° par une seconde zone, dit zone moyenne, formée de cellules plus volumineuses qu'on nomme généralement cellules épithélioïdes ; 3° enfin par une grande cellule centrale, à protoplasma grenu, munie de prolongements et renfermant 15 ou 20 noyaux

(1) Wilson-Fox. Discussion on the ant. relation of pulmonary phthisis to tubercule of the Lung (Transact. of the pathol. Soc., 1873, vol. XXIV).

(2) Cours professé à la Faculté de médecine en 1877 et 1878 (inédit), in Hanot, loc cit.

rangés très régulièrement et situés à la périphérie ; cette cellule est appelée cellule géante.

Tous ces éléments sont réunis entre eux, tantôt par une substance molle protoplasmique, tantôt par des éléments fibroïdes ou tout à fait fibrillaires, tantôt enfin par un tissu réticulé rappelant le tissu cytogène des ganglions lymphatiques.

Le tubercule élémentaire subit presque toujours une transformation particulière consistant en une dégénérescence vitreuse ou caséeuse de sa partie centrale.

En résumé, forme nodulaire, disposition concentrique des éléments qui le constituent autour d'un centre, existence fréquente de la cellule géante, absence de vaisseaux, tendance à la caséification, tels sont les caractères du follicule tuberculeux. Cet agencement réciproque des éléments constitutifs du tubercule élémentaire est vraiment spécifique et certainement beaucoup plus caractéristique que la cellule géante qui peut manquer et qui a été observée dans les granulations des vieux ulcères, dans les pustules varioliques et dans diverses lésions de la syphilis et de la scrofule.

Le tubercule miliaire, appelé encore *nodule péribronchique* par M. Charcot, ne diffère pas seulement de la granulation grise par son volume, il en diffère surtout par le ramollissement caséeux qu'il présente généralement dans sa partie centrale et par son siège qui, suivant Rindfleisch, est invariablement le même, à savoir : l'extrémité alvéolaire des bronchioles terminales.

Les granulations grises, au contraire, n'affectent pas particulièrement le siège péribronchique ; elles peuvent se développer « n'importe où dans le poumon, probablement sur tous les points du système lymphatique si développé, si diffus de l'organe pulmonaire. » (Hanot.)

La troisième variété de tubercules désignée sous les noms de *tubercule pneumonique* (Grancher) (1), *nodule tuberculeux péribronchique aggloméré* (Charcot), *tubercule massif* (Hanot), répond à l'infiltration tuberculeuse de Laennec et à la pneumonie caséeuse de Reinhardt. Le tubercule pneumonique ne diffère du tubercule miliaire et de la granulation tuberculeuse que parce qu'il est formé d'une agglomération plus considérable de follicules tuberculeux.

Les travaux de M. Grancher et de M. Charcot ont démontré qu'il constitue les différentes espèces de pneumomies caséeuses décrites par les auteurs : lobaires, lobulaires ou pseudo-lobaires, aiguës, subaiguës et chroniques. Nous n'avons à nous occuper ici que de la pneumonie caséeuse aiguë qu'on doit appeler maintenant *phthisie aiguë pneumonique.*

« La lésion pulmonaire principale est constituée par des ilôts de matière caséeuse en nombre et de volume variables. Ces ilôts peuvent reproduire exactement la forme lobulaire ; il s'agit alors de la pneumonie caséeuse aiguë lobulaire des auteurs. D'autres fois, les masses sont plus volumineuses et peuvent occuper la presque totalité d'un ou de plusieurs lobes; c'est la pneumonie caséeuse lobaire ou pseudo-lobaire : pseudo-lobaire, parce qu'on admet avec raison que ces masses sont constituées par l'assemblage de masses plus petites qui sont chacune un lobule infiltré de matière tuberculeuse. Dans l'intervalle des nodules, le tissu paraît aéré par places, sain ou simplement congestionné; sur d'autres points, dense, splénisé.... Les blocs tuberculeux ne sont pas toujours arrivés, au mo-

(1) Grancher, loc. cit., et De la tuberculose pulmonaire (Arch. de physiologie. Paris, 1878.)

ment de l'autopsie, à la solidification caséeuse complète. Avant ce stade ultime, l'infiltration tuberculeuse présente quelquefois des aspects différents sur la nature desquelles on a beaucoup discuté. Aujourd'hui le doute n'est plus permis ; il s'agit toujours d'agglomération tuberculeuse à des stades divers d'évolution.

Les diverses proportions relatives de matière caséeuse, de matière colloïde, d'épithélium bronchique dégénéré, la coïncidence possible de lobules de pneumonie catarrhale et même de pneumonie fibrineuse autour des ilôts tuberculeux, toutes ces combinaisons expliquent les apparences multiples que revêt la lésion pulmonaire. Au fond, c'est toujours la même lésion.

... Quoi qu'il en soit, dans les cas de phthisie aiguë pneumonique, la maladie évolue avec une telle rapidité que la formation des cavernes n'a pas le temps de s'effectuer. Le plus souvent on trouve à l'autopsie la substance des masses tuberculeuses encore sèche et résistante. D'autres fois elle a déjà subi un degré plus ou moins avancé de ramollissement; on trouve même au sein des blocs caséeux de petites cavités, de petites géodes ; mais encore une fois, l'excavation, l'ulcération pulmonaire fait souvent défaut et n'occupe jamais qu'une faible place dans le processus. Voilà pourquoi j'ai cru devoir ranger la pneumonie caséeuse aiguë, c'est-à-dire la phthisie aiguë pneumonique, parmi les phthisies non ulcératives. » (Hanot.)

La plupart de ces nodules tuberculeux sont situés autour d'une bronchiole comme les tubercules miliaires, quelques-uns appelés *nodules erratiques* occupent un acinus. Sur une coupe de ces nodules étudiée au microscope à l'aide de grossissements assez forts, on voit ce qui suit :

1° Une *région centrale*, formée par une substance homogène, translucide, caséeuse ou vitreuse, au milieu de laquelle subsistent encore quelques anneaux de fibres et quelques travées élastiques, derniers restes des bronchioles et des alvéoles.

2° Autour de cette partie centrale, on observe une zone de tissu embryonnaire constituée par des petites cellules rondes à gros noyau réunies par une gangue d'aspect réticulé ; au milieu de ce tissu embryonnaire, on distingue des cellules géantes disposées régulièrement autour de la zone centrale sur un ou deux rangs, entourées chacune de cellules épithélioïdes. Nulle part, on ne trouve d'éléments tels que leucocytes, exsudats fibrineux pouvant faire croire à une lésion inflammatoire.

Cette courte description montre suffisamment que les nodules de pneumonie caséeuse sont bien certainement des masses tuberculeuses, des tubercules agglomérés.

La phthisie aiguë pneumonique, assez fréquente chez l'adulte, s'observe aussi chez les adolescents et chez les vieillards. « Il n'est pas rare à la Salpêtrière, au dire de M. Hanot, que de vieilles femmes, quels que soient leurs antécédents, tombent subitement dans un état typhoïde qui dure quelques semaines, et à l'autopsie desquelles on trouve développées dans le tissu pulmonaire, ordinairement au sommet, des masses caséeuses qui ont jusqu'au volume d'un œuf de poule. »

Nous rapportons une observation de phthisie aiguë pneumonique survenue chez une femme de 65 ans. (Voir obs. IV.)

Nous n'insisterons pas davantage sur cette question et nous allons revenir à la véritable phthisie aiguë des auteurs, celle qui a pour substratum anatomique la granulation grise.

Les granulations grises, si bien décrites par Bayle, sont disséminées presque d'une manière égale dans les différents lobes des poumons. Quelquefois cependant, elles prédominent au sommet où elles forment çà et là de petits amas. Sur une coupe du poumon, elles tranchent par une couleur claire sur le tissu environnant, qui est toujours plus ou moins rouge, et forment une saillie nettement appréciable à la vue et au toucher. Il est remarquable que presque toutes présentent les mêmes caractères ; si quelques-unes ont commencé à se ramollir dans leur centre, elles sont en minorité. « Il suffit d'un coup d'œil, dit M. le professeur Jaccoud, pour juger que la lésion a partout le même âge et que la granulose a procédé en bloc et par une seule poussée » (1). Sans qu'on sache exactement le temps que mettent les granulations grises à passer à l'état caséeux, il est certain que, tant qu'elles sont encore à l'état embryonnaire, elles sont une manifestation récente de la diathèse tuberculeuse et n'appartiennent pas, quand on les rencontre chez les vieillards, à un âge antérieur à la vieillesse, ainsi que le croit M. Durand-Fardel. On admettrait à la rigueur que, quand elles se produisent en nombre très limité, elles peuvent exister assez longtemps dans les poumons, trois ou quatre mois, par exemple, sans déterminer de réaction générale ou locale ; mais dans ce cas, il ne s'agit plus de la phthisie aiguë : c'est de la tuberculose miliaire qui sera le point de départ d'une phthisie chronique ou guérira par suite de la transformation fibreuse des granulations, à la condition toutefois qu'il ne se fera pas presque aussitôt une nouvelle éruption granuleuse plus considérable ou plusieurs éruptions successives.

(1) S. Jaccoud, Traité de pathologie interne, 4e édit., t. II, p. 87.

On comprend que les granulations tuberculeuses n'envahissent pas les poumons sans amener diverses *complications* soit locales, soit générales. Dans ce qui va suivre, nous n'aurons en vue que la phthisie des vieillards.

Les cas dans lesquels le parenchyme pulmonaire est intact autour des granulations, sont absolument exceptionnels : pas une de nos observations n'en fait mention.

La *congestion pulmonaire* est une complication constante de la phthisie aiguë ; c'est un fait qu'expliquent très bien les dispositions organiques propres à l'âge sénile : diminution du nombre des capillaires, dilatation des gros vaisseaux ; défaut de rapport entre la capacité des uns et celle des autres; augmentation de volume du cœur par la dilatation de ses cavités ; ossification de ses valvules et de ses artères ; augmentation de volume des cellules pulmonaires, mais diminution en nombre ; surface respirante moindre, etc... Ces dispositions organiques, bien mises en relief par M. Quesne (1), « peuvent n'être n'être pas complètement incompatibles avec la santé, mais qu'une cause même légère vienne accroître leur influence, des congestions se formeront et l'absence de réaction les entretiendra. » (Quesne.) D'autres conditions déterminées par les granulations, mais non spéciales à la vieillesse, jouent encore un grand rôle dans la production de la congestion ; ce sont surtout les modifications que subissent les capillaires artériels autour des granulations et qui consistent en leur oblitération. « D'autre part, le tubercule peut se conduire comme un corps étranger et entraîner par action réflexe des paralysies ou des dilatations dites vaso-motrices dans des zones d'étendue très variable. Enfin la fièvre intense qui accom-

(1) Quesne. Bulletins de la Société anatomique, 1829, t. IV, p. 85.

pagne les diverses phases de la phthisie est encore une cause de congestion. » (Hanot.) L'action du décubitus doit aussi être prise en grande considération chez les vieillards; c'est à elle qu'il faut attribuer l'intensité plus grande de la congestion dans la partie inférieure et postérieure des poumons.

La *pneumonie*, à en juger par nos observations, est aussi rare que la congestion est fréquente. Elle se présente toujours sous la forme vésiculaire, aussi bien dans la vieillesse que dans l'âge mûr. Cette rareté de la pneumonie suffit à établir que l'opinion de MM. Hérard et Cornil (1), sur l'importance de cette complication, appliquée à la phthisie aiguë des vieillards ne serait rien moins que juste. Pour ces auteurs, « le tubercule détermine l'espèce nosologique, mais la pneumonie qui lui succède constitue la lésion la plus grave de la tuberculose. C'est elle qui règle l'état général et détermine la fièvre.... »

L'*emphysème pulmonaire* est une complication constante : c'est un emphysème compensateur.

A l'autopsie des vieillards morts de tuberculisation aiguë, on peut trouver encore diverses lésions qui méritent d'attirer l'attention, quoiqu'elles ne soient pas la conséquence du dépôt tuberculeux, nous voulons parler surtout des lésions de la pneumonie chronique. La *pneumonie chronique*, si bien étudiée par Cruveilhier (1) sous les noms de *phlegmasie indurée et d'infiltration mélanique*, existe chez presque tous les vieillards. Il n'est pas douteux que l'intervention de cette pneumonie dans le cours d'une tuberculose ne soit extrêmement favorable et ne puisse amener la guérison,

(1) Hérard et Cornil. Traité de la phthisie pulmonaire. Paris, 1867.
(2) Cruveilher. Anat. pathologique générale.

mais il ne faudrait pas croire avec Cruveilhier qu'elle « transforme le poumon en un tissu dense, fibreux.... *incapable de tuberculisation* aussi bien que de toute autre phlegmasie... » Les granulations grises peuvent parfaitement se développer au milieu de l'induration ardoisée, ainsi que le prouvent ces quelques extraits :

Obs. X. — Parenchyme pulmonaire œdémateux, très riche en pigment noir, rempli de tubercules innombrables très petits, gris de perle.

Obs. XI. — Parenchyme pulmonaire d'un gris noirâtre, marbré de place en place d'un gris rouge ; au sommet, nombreux tubercules isolés entourés d'une induration pigmentée.

Obs. XVIII. — Partout le parenchyme pulmonaire est résistant, d'une couleur gris de fer et criblé de granulations tuberculeuses.

Enfin, on rencontre assez souvent dans les poumons des lésions de la tuberculisation chronique. Nous reviendrons sur ce point.

La dilatation des bronches et l'adénopathie trachéo-bronchique ne sont mentionnées qu'une fois dans nos observations.

La *pleurésie* (sans tubercules de la plèvre) est une complication assez fréquente de la tuberculisation pulmonaire aiguë des vieillards. L'épanchement, quand il existe, est le plus souvent séreux et peu abondant, beaucoup plus rarement sanguinolent (obs. XV). Nous n'avons pas trouvé notée la pleurésie purulente. Parfois, quelques adhérences peu résistantes constituent toute l'altération pathologique. Enfin, la plèvre peut présenter des adhérences très solides et des fausses membranes épaisses, quelquefois même stratifiées, ce sont là des traces d'anciennes phlegmasies.

Nous ne ferons que citer la *dégénérescence graisseuse du cœur*, la *stéatose du foie*, de la *rate*, la *diminution de consistance du pancréas*. Il sera question plus tard de l'*œdème*, de l'*ascite* et de quelques *complications méningo-encéphaliques*. Deux de nos observations mentionnent l'une un *cancer du foie*, l'autre un *cancer de l'ovaire*. Ces deux cas où le cancer a coïncidé avec la phthisie aiguë sont en désaccord avec la loi d'antagonisme entre les diathèses tuberculeuse et cancéreuse, posée par Rokitansky.

Nous terminerons ce chapitre par quelques considérations relatives à l'influence des lésions tuberculeuses chroniques sur le développement de la phthisie aiguë et sur le degré de tendance à la généralisation de la tuberculose aiguë, chez les vieillards.

M. Moureton, dans sa thèse, fait remarquer que la phthisie aiguë chez les vieillards vient rarement compliquer une phthisie chronique antérieure. Dans le seul cas observé par ce médecin, le malade avait une caverne ancienne qu'on pouvait regarder plutôt comme une cicatrice que comme la lésion d'une maladie en voie de progrès. « Au point de vue de la rareté d'une tuberculisation antérieure, écrit-il, la phthisie aiguë des vieillards paraît se rapprocher de ce qu'on voit chez les enfants où la phthisie aiguë se produisant d'emblée n'est point rare. » Voici ce que nous apprennent les observations que nous reproduisons : 7 fois, sur les 25 cas que nous avons relevés, des lésions tuberculeuses chroniques ont été observées dans le poumon. Presque toujours elles paraissaient être plutôt en voie de guérison qu'en voie de progrès. Cette proportion est respectable, quoiqu'elle soit loin d'approcher de celle obtenue par M Leudet pour la phthisie aiguë des adultes : M. Leudet a trouvé 15 fois des manifestations chroniques de la diathèse tuberculeuse dans 21 cas de phthisie aiguë.

« La tuberculisation des poumons, écrit M. Durand-Fardel (1), demeure souvent chez les vieillards comme un phénomène isolé, et tend beaucoup moins qu'auparavant à se généraliser dans le reste de l'économie. »

Dans les 25 faits qui sont consignés dans notre travail, on trouve des tubercules dans les *poumons*, toujours, dans la *plèvre*, la *rate*, les *reins*, 5 fois ; dans le *péritoine*, le *foie*, 4 fois ; dans l'*intestin*, 3 fois ; dans les *méninges*, 2 fois ; dans le *testicule*, le *bulbe*, le *cervelet*, les *ganglions bronchiques* (?) et le péricarde (?), 1 fois.

Dans l'intestin, il y avait : dans un cas, simplement des granulations ; dans un autre, des tubercules ramollis et des ulcérations ; dans un troisième, des ulcérations et des granulations ; enfin, M. Gueneau de Mussy (obs. I) a trouvé une fois des ulcérations et des cicatrices d'anciens tubercules, avec absence de tubercules en voie d'évolution. Aucune observation ne relate de lésions tuberculeuses de la trachée et du larynx. Le poumon contenait seul des tubercules, 8 fois ; il en contenait en même temps qu'un autre viscère, 7 fois ; en même temps que deux autres, 5 fois. Dans un cas, on trouva des tubercules dans le poumon, le foie, la rate, les reins (obs. VI) ; dans un autre, il en existait dans les poumons, les méninges, le cervelet, les ganglions bronchiques, les reins, le foie, la rate, l'intestin et le testicule (obs. VIII).

Nous devons faire observer que jamais dans les organes autres que le poumon, la plèvre et les méninges (et encore dans ces deux séreuses l'éruption s'est montrée le plus

(1) Durand-Fardel. Traité des maladies des vieillards, 2e édit., p. 577.

souvent discrète) on n'a trouvé d'infiltration granuleuse : le dépôt tuberculeux était constitué le plus souvent par quelques rares tubercules.

En résumé, la tuberculisation pulmonaire aiguë des vieillards, quoiqu'elle ne demeure pas tout à fait « comme un phénomène isolé, » a peu de tendance à la généralisation.

SYMPTOMATOLOGIE ET FORMES CLINIQUES

La phthisie aiguë ne se développe pas par un ensemble de symptômes toujours les mêmes, par une évolution clinique dans tous les cas identique. Tantôt, après une période prodomique caractérisée par du malaise, de l'anorexie, quelques frissons, de la tristesse, de l'agitation dans le sommeil, elle affecte les allures d'une maladie infectieuse, simulant le plus souvent une fièvre typhoïde ; tantôt de la dyspnée, plus ou moins intense, de la toux, etc. attirent tout de suite l'attention sur l'état des organes thoraciques ; d'autres fois enfin, tout se borne à quelques phénomènes légers et l'on croit avoir affaire à un simple embarras gastrique ou à une fièvre éphémère. La phthisie aiguë, en un mot, peut revêtir différentes formes cliniques.

Waller en admettait cinq : forme de *fièvre typhoïde*, forme de *catarrhe pulmonaire aigu*, forme de *fièvre gastrique*, forme de *fièvre intermittente* ; forme de *delirium tremens*.

M. Leudet en décrit trois seulement : une forme *typhoïde*,

(1) Waller. In Leudet, loc. cit.

une *forme catarrhale* et une *forme latente*, dans laquelle il fait rentrer la forme gastrique de Waller.

M. Jaccoud (1) admet une *forme catarrhale*, une *forme suffocante* et une *forme typhoïde*.

M. Bouchard (2) divise la phthisie granuleuse suivant que les symptômes thoraciques sont ou non prédominants et subdivise ensuite : la phthisie granuleuse à symptômes thoraciques peu marqués en *phthisie aiguë latente* et phthisie aiguë *à forme typhoïde* ; la phthisie granuleuse à symptômes thoraciques prédominants en *phthisie aiguë catarrhale*, *phthisie aiguë pleurétique* et *phthisie aiguë suffocante*.

M. Moureton a montré que les expressions cliniques de la phthisie aiguë chez les vieillards sont également variées, mais différentes de celles de la phthisie aiguë en général.

Tantôt, suivant M. Moureton, la maladie ressemble à une affection fébrile aiguë, est de courte durée et s'accompagne d'un état général plus ou moins grave avec absence de symptômes caractéristiques.

Tantôt, ce sont des accidents cérébraux qui dominent et les malades succombent non pas à leur affection tuberculeuse, mais à la complication cérébrale.

M. Moureton décrit une troisième forme qui serait caractérisée par un état fébrile avec affaiblissement rapide. D'après ce médecin, la phthisie aiguë à forme typhoïde et la phthisie aiguë à forme asphyxique n'ont pas été observées chez les vieillards.

M. Cocatrice cite plusieurs cas de phthisie aiguë dans lesquels la maladie a simulé une affection cardiaque arrivée à la période d'asystolie.

(1) S. Jaccoud. Loc. cit., p. 99.

(2) Bouchard. Gazette hebdomadaire de médecine et de chirurgie, 1867.

Comme M. le professeur Bouchard, nous établirons deux grandes divisions : l'une comprendra les formes de phthisie aiguë à symptômes thoraciques nuls ou peu marqués ; l'autre, les cas de phthisie aiguë à symptômes thoraciques prédominants. Le tableau suivant montre clairement les formes cliniques que nous admettons :

Phthisie aiguë	à symptômes thoraciques peu marqués ou nuls.	forme latente.
		forme cardiaque.
		forme cérébrale.
		forme d'affection fébrile aiguë.
	à symptômes thoraciques prédominants.	forme catarrhale.
		forme pneumonique (phthisie aiguë pneumonique).

Phthisie aiguë à forme latente. — Cette forme de phthisie aiguë, admise par MM. Leudet et Bouchard, est caractérisée, suivant le professeur de Rouen, par quelques phénomènes peu appréciables « et qui, attirant à peine l'attention des malades, inspirent au médecin une fâcheuse sécurité. » Une malade que M. Leudet prend pour type de sa description « accusait quelques symptômes cérébraux peu graves, de la douleur de tête, quelques étourdissements vagues, quelques nausées et des envies de vomir, puis un peu de diarrhée... » Ces symptômes, comme on le voit, ressemblent beaucoup à ceux d'un simple embarras gastrique ; le plus souvent ils ne sont que des phénomènes de début et sont bientôt remplacés par d'autres beaucoup plus graves. Plusieurs auteurs ne considèrent cette forme clinique que comme une expression faible de la forme typhoïde.

Chez les vieillards, la phthisie aiguë peut être latente dans le vrai sens du mot : dans beaucoup de cas, en effet, les signes physiques font défaut et l'apyrexie est absolue ;

de l'inappétence, quelques douleurs vagues, de la céphalalgie, de l'amaigrissement sont presque les seuls phénomènes accusés par les malades.

L'observation suivante, qui est due à un éminent clinicien, M. Noël Gueneau de Mussy, est un exemple remarquable de phthisie aiguë à forme latente. Les considérations très intéressantes qu'elle renferme nous font un devoir de la reproduire à peu près intégralement.

Observation I. — (Gazette hebdomadaire de médecine et de chirurgie, 1871.) Observation de phthisie latente, par M. Noël Gueneau de Mussy, médecin de l'Hôtel-Dieu.

Cet homme, âgé de 61 ans (entré à l'hôpital le 18 décembre 1869), faisait le métier de remouleur. Il n'avait jamais été malade, lorsqu'il y a deux mois, un jour qu'il marchait chargé de sa meule, il sentit dans le côté droit une douleur qui le força à s'arrêter; cette douleur assez vive pendant un jour ou deux, s'apaisa sans disparaître complètement. Il en indique assez vaguement le siège dans la région qui s'étend du creux sous-axillaire droit à la crête iliaque du même côté, elle augmentait par les mouvements, par le décubitus sur le côté droit, qui était même devenu impossible. Il *n'a jamais toussé*, n'a jamais eu de fièvre, ni d'expectoration, ni de sueurs. La seule modification fonctionnelle dont il se plaigne est un léger sentiment d'oppression; en outre, depuis quelque temps, son appétit a diminué; l'amaigrissement est très considérable, les forces ont progressivement diminué. La peau présente une coloration jaunâtre, terreuse; il offre un aspect cachectique des plus prononcés, et en rapprochant cette apparence extérieure de l'anorexie et des autres phénomènes observés chez lui, je pensai tout d'abord à l'existence d'une affection carcinomateuse peut être localisée dans la région hépatique. Mais sans m'arrêter à cette impression intuitive, je procédai à l'examen du malade.

En découvrant la poitrine, je fus frappé de l'émaciation de ses parois. Son diamètre vertical paraissait agrandi, et les dernières fausses côtes étaient séparées par un court espace des crêtes iliaques. Seulement la dernière côte droite était moins oblique, et semblait située sur un plan plus élevé que la dernière côté gauche. Le côté droit était déprimé, affaissé comme il l'est chez les sujets qui ont été antérieurement atcints de pleurésie. Mais la douleur qu'il a éprouvée, il y a deux mois est le seul symptôme, parmi les phénomènes commémoratifs, qui puisse prêter appui à cette supposition. Une circonstance beaucoup plus importante et qui ne tarda pas à frapper mon attention était que la base du côté droit restait immobile ou à peu près dans l'acte respiratoire; tandis qu'à chaque inspiration les côtes inférieures gauches se soulevaient énergiquement, celles du côté droit éprouvaient à peine un léger et presque imperceptible mouvement, et la région hypochondriaque semblait ne subir d'autre ébranlement que celui qui était le retentissement des soulèvements de l'hypochondre gauche. Il semblait que le lobe droit du diaphragme fut paralysé.

Quand on percutait la poitrine, la tonalité de la sonorité thoracique était un peu aiguë sous la clavicule droite; à la partie inférieure et postérieure du même côté, la percussion profonde donnait un son un peu obscur, tandis que si l'on percutait superficiellement la sonorité était normale; partout le doigt éprouvait une sensation d'élasticité. Dans tout le côté gauche, le son était un peu tympanique, mais il fallait tenir compte de l'amincissement extrême des parois thoraciques dans l'appréciation de ce phénomène; les vibrations thoraciques se faisaient sentir des deux côtés pendant la phonation.

Le murmure respiratoire était normal, sauf un peu de rudesse dans tout le côté gauche de la poitrine. Aucun râle ni souffle ne s'y faisait entendre. A droite, pas de bruits anormaux, mais une faiblesse extrême du bruit respiratoire, dont l'immobilité du soufflet thoracique de ce côté pouvait fournir une explication.

Le ventre était dur, rétracté; le foie n'était pas augmenté de volume; la matité hépatique commençait à deux travers de doigt au dessous du mamelon, et s'étendait jusqu'à 3 centimètres au-dessus de l'ombilic. La palpation la plus minutieuse ne faisait constater dans l'abdomen ni tumeur ni sensibilité anormale.

En présence de cet état de cachexie, d'étisie si prononcé, et des signes négatifs fournis par les cavités splanchniques, je persistai dans la pensée qu'il y avait sous ce trouble grave de la nutrition une affection cancéreuse ou tuberculeuse; l'examen de la poitrine ou du ventre ne me fournit aucune indication qui me permît de m'arrêter à cette seconde hypothèse. J'inclinai vers la première, mais où localiser le processus cancéreux? Ce n'était pas dans le foie que j'avais suspecté à première vue, à cause de cette anorexie et de cette dyspepsie rebelles, sans vomissements, sans flatulence; ce n'était pas davantage dans quelque autre organe de la cavité abdominale. En tenant compte de cette légère oppression, de cette pleuralgie apyrétique, et surtout de cette paralysie partielle du diaphragme, je me demandai s'il n'y avait pas dans le médiastin une tumeur carcinomateuse comprimant le nerf phrénique du côté droit.

On pouvait d'ailleurs avec cette hypothèse admettre l'existence d'une pleurésie antérieure dont le souvenir s'était effacé, pour expliquer cette rétraction du côté droit et ce relèvement de la dernière côte qui l'accompagne ordinairement; car la diminution du diamètre vertical de la poitrine coïncide, ainsi que je l'ai signalé ailleurs, avec la diminution des dimensions horizontales.

Les vibrations thoraciques étaient un peu augmentées à droite de la première pièce du sternum; dans le troisième espace intercostal, près de cet os, il y avait une obscurité relative du son; dans le même point, le deuxième bruit du cœur retentissait avec éclat; mais dans ces nuances symptomatiques je n'avais pas les éléments nécessaires pour fixer le diagnostic.

Dans ce doute, je me décidai à tâcher de relever par l'emploi des toniques l'action nutritive, et je me tins en observation, examinant, auscultant souvent le malade et le faisant examiner par les médecins ou les élèves qui suivaient ma visite.

Pendant un mois je constatai une amélioration légère, mais progressive. Les organes digestifs semblaient sentir l'action des stimulants; les forces revenaient peu à peu, et la teinte cachectique avait en grande partie disparu, ou du moins avait considérablement diminué sous l'influence d'un régime réparateur. Seule l'émaciation n'était pas très notablement modifiée, cependant elle avait au moins cessé d'augmenter. Cette amélioration fut de courte durée. Au commencement du mois de mars, l'appétit un moment relevé, était de nouveau tombé; l'amaigrissement s'accentuait de plus en plus, et l'aspect cachectique avait reparu. L'examen du malade ne me livrait aucun nouveau renseignement, aucune donnée qui pût me conduire à la solution du problème.

Le 3 avril, à la visite du médecin, nous trouvâmes le malade plongé dans une hébétude complète; aux questions qu'on lui adressait, il répondait un oui embarrassé tout en paraissant les comprendre et chercher à y répondre; il y avait de l'aphasie. En même temps, nous constations l'abaissement du sillon naso-labial du côté gauche. Le plus léger pincement de la peau, une pression très modérée y provoquait des mouvements réflexes accompagnés d'une sensation de douleur vive, qui se dessinait en traits expressifs sur la moitié de la face dont la motilité était conservée.

Quand on cherchait à soulever le malade, on paraissait le faire souffrir beaucoup; il ne pouvait garder la position assise et tendait à retomber sur le côté gauche.

Dans la journée, il tomba dans un état comateux, il succomba le lendemain 4 avril.

Autopsie (résumé). Le nerf phrénique droit ne présenta aucune altération ; on ne rencontra aucune tumeur sur son trajet.

Le poumon droit adhérait à la paroi thoracique dans toute sa périphérie, sauf à la partie antérieure. Une fausse membrane d'une consistance lardacée et de 1 centimètre d'épaisseur faisait adhérer le lobe inférieur au lobe droit du diaphragme.

Poumon gauche adhérent seulement à son sommet.

Poumon droit farci de granulations grises ayant au moins le volume de grains de chènevis ; dans leurs intervalles, tissu *pulmonaire sain*, rosé, perméable et crépitant. On ne trouvait nulle part de cavernes ni de tubercules en voie de ramollissement.

Dans le poumon gauche, granulations moins nombreuses et localisées surtout au sommet. Tissu pulmonaire sain dans leur intervalle. Aux deux bases seulement, un peu de congestion.

Parois du cœur flasques, amincies, couleur de feuille morte. Orifices libres. Quelques taches opalines sur les valvules ; crosse de l'aorte un peu dilatée.

Abdomen. Foie présentant son volume normal, mais manifestement stéatosé.

Au niveau de l'union de l'iléon et du cæcum, ulcération circulaire de l'intestin. Çà et là, dans l'intestin grêle, cicatrices provenant probablement d'anciennes ulcérations tuberculeuses.

Tête. Méninges injectées, surtout au niveau du lobe frontal gauche, où on remarquait un amas de granulations grises.

Granulations disséminées sur toute l'étendue de l'arachnoïde.

Sérosité abondante dans les ventricules du cerveau qui était un peu mou sans autre altération.

« Ainsi, voilà un homme, ajoute M. Noël Gueneau de Mussy, dont les deux poumons sont criblés de tubercules, et qui n'a jamais eu ni toux, ni fièvre, ni expectoration, et, ce qui est encore plus étonnant, chez lequel l'auscultation n'avait pas révélé l'existence d'altérations morbides aussi graves et aussi étendues. »

M. Gueneau de Mussy attribue la dyspnée légère qui constituait le seul symptôme pouvant appeler l'attention sur l'état des organes thoraciques à l'immobilité du diaphagme, immobilité tenant aux adhérences si solides qui l'unissaient au poumon droit adhérent lui-même à toute la cage thoracique. Quant à la pleuralgie, c'est à son début qu'il faut rapporter, selon toute probabilité, l'origine de cette pleurésie qui n'a provoqué ici ni toux, ni fièvre.

Ce qui fait, écrit encore l'éminent clinicien, que les graves lésions de la poitrine ne se sont pas manifestées, c'est que cet homme avait perdu « la faculté de réagir qui fait que les organes se révoltent contre les stimulus morbides qui les atteignent et entraînent tout l'organisme dans un consensus réactionnel. »

L'appareil circulatoire ne réagissait pas non plus. Cette solidarité qui l'associe ordinairement à tous les désordres graves de l'organisme était rompue. « Il ne sympathisait pas avec les plèvres, et les poumons... » Cette indifférence se retrouve aussi dans les capillaires : On ne trouvait autour des granulations ni inflammation, ni congestion.

Obs. II. — (Durand Fardel, Traité des maladies des vieillards, 1re édition.)

Une femme, âgée de 74 ans, mourut sous nos yeux avec des symptômes d'entérite ; on n'avait jamais noté chez elle de symptômes du côté des organes thoraciques ; on trouva dans les poumons des tubercules en assez grand nombre. Le poumon droit présentait des adhérences anciennes et générales ; le tissu de cet organe, d'apparence sain, à part un certain degré d'engouement, était parsemé de tubercules sous forme de petits corps arrondis d'un blanc grisâtre, demi-transparents, du volume de grains de chènevis. Ces petits corps, à peu près également distribués dans les différentes parties du poumon, se présentaient partout avec les mêmes conditions de volume, de consistance et de structure ; un grand nombre situés à la superficie du poumon soulevaient légèrement la plèvre ; le poumon gauche présentait exactement les mêmes altérations, mais aucune adhérence.

M. Durand Fardel s'appuie sur cette observation pour dire, dans la première édition de son Traité des maladies des vieillards, que les tubercules sans symptômes déterminés que l'on rencontre dans les poumons des vieillards y existaient depuis longtemps et appartenaient, pour l'époque de leur développement, à un âge antérieur à l'âge sénile.

Nous croyons, avec M. Moureton, que cette observation ne prouve qu'une chose : c'est que la phthisie aiguë peut exister chez les vieillards sans amener de symptômes thoraciques.

Dans la seconde édition de son livre, M. Durand-Fardel n'exprime plus la même opinion et reconnaît que la phthisie, chez les vieillards, comme chez les adultes, peut affecter une marche aiguë et envahir rapidement les poumons de granulations multipliées. Il ajoute, un peu plus loin, qu'on peut rencontrer des tubercules que « l'on n'avait eu aucune raison de soupçonner durant la vie. »

Obs. III. — (Thèse de Moureton) résumée.

H...., 67 ans. Il y a trois ans, hémiplégie gauche. Depuis huit jours cette paralysie augmente et l'intelligence est très diminuée.

Entre à l'infirmerie, 3 mars, parce qu'on trouve dans son dortoir qu'elle s'affaiblit. Elle se plaint beaucoup de l'estomac ; elle n'avale qu'avec difficulté.

Morte le 31 mars, dans un affaiblissement extrême.

A l'*autopsie*, outre les lésions cérébrales, on trouve un assez grand nombre de tubercules gros comme des grains de chènevis disséminés dans les poumons, quelques rares cavernules, non au sommet. Ganglions bronchiques gros, noirâtres, ne contenant pas de tubercules. Plusieurs granulations grises dans le foie. Pas de tubercules dans les autres organes.

Phthisie aiguë à forme d'affection cardiaque. — Cette forme de phthisie aiguë, décrite par M. Cocatrice, est caractérisée le plus habituellement par de l'œdème des membres inférieurs, de l'oppression et de la diarrhée ; quelquefois, il se joint à ces symptômes, de l'ascite, de l'albuminurie et de la cyanose de la face. Il n'y a jamais de fièvre, et l'auscultation fournit des résultats négatifs. Dans ces conditions, il est impossible non seulement de faire un diagnostic exact, mais même de parvenir à soupçonner l'existence d'une éruption granuleuse dans les poumons. Tout au plus pourrait-on reconnaître, en se basant sur les antécédents du malade, sur l'absence du souffle cardiaque ou autres bruits morbides, et en analysant avec soin tous les symptômes, qu'il n'existe pas d'affection du cœur. La durée de la maladie a varié, dans les cas observés, de quelques jours à trois semaines.

On voit, par les observations suivantes, que la diarrhée, l'oppression, la cyanose peuvent s'expliquer par les lésions rencontrées à l'autopsie (ulcérations intestinales, infiltration tuberculeuse des poumons, néphrite miliaire). L'œdème et l'ascite sont évidemment le résultat d'une altération profonde de la nutrition et doivent être considérés comme des phénomènes cachectiques. La phthisie aiguë à forme d'affection cardiaque peut être rapprochée de la phthisie aiguë à forme suffocante de l'adulte.

Ces deux formes de phthisie aiguë sont essentiellement caractérisées par des phénomènes dyspnéiques et toutes les deux peuvent également simuler une affection cardiaque ; la seule différence importante qui les distingue est une différence de degré dans l'intensité des symptômes : jamais, chez les vieillards, la dyspnée n'arrive jusqu'à la suffocation.

Ce qui fait que, malgré la dyspnée, nous avons placé cette forme de tuberculisation aiguë à côté des formes à symptômes thoraciques peu marqués ou nuls, c'est l'absence complète de signes physiques.

Obs. IV. — (Thèse de Cocatrice.)

L..., 65 ans. Entrée à l'hospice Général, salle Sainte-Berthe, 10, le 12 mai 1858, venant de la ville.

Elle avait lors de son entrée les jambes enflées et douloureuses, un peu rouges ; les urines ne nous offraient pas d'albumine. L'œdème persista et augmenta même en perdant le caractère aigu qu'il avait d'abord. Nous crûmes à une affection du cœur et nous donnâmes la digitale. La malade ne présentait aucun symptôme dominant ; une oppression, un essoufflement qui l'empêchaient de marcher, et bientôt après de se lever. Il y avait un peu de toux, mais modérée, avec peu d'expectoration. Du dévoiement survint et résista au diascordium. Cette femme conserve son embonpoint. Nous avons persisté à croire à une affection du cœur, bien qu'il n'y eût pas de bruits anormaux.

Mort, 7 juin 1858.

Autopsie. 9 juin. Grande quantité de liquide séreux dans les plèvres. Le cœur n'est nullement malade. Les poumons sont à peine adhérents à leur sommet. Le lobe inférieur des deux côtés est sain. Le lobe supérieur de chaque côté présente des indurations dues évidemment à d'anciens tubercules. L'altération importante siège dans le lobe moyen du poumon droit et dans les deux tiers inférieurs du lobe supérieur du poumon gauche. Là, le poumon est lourd, très dur, et offre à la loupe une véritable infiltration de matière tuberculeuse grise, demi transparente, qui a fait disparaître presque complètement le tissu pulmonaire. Sur les limites, la matière tuberculeuse se présente sous la forme de granulations grises, transparentes, isolées. Nulle part on ne trouve de matière tuberculeuse jaune, ni de ramollissement. Le lobe supérieur du poumon gauche adhère au lobe inférieur, mais on peut rompre facilement ces adhérences. Sur la face convexe du foie, deux petits rayons de substance d'un blanc jaunâtre et d'une consistance presque cartilagineuse.

Rien ailleurs, dans l'organe.

Le pancréas n'est pas plus volumineux que de coutume, mais la consistance en est bien diminuée ; elle se rapproche de la résistance du tissu graisseux ; la surface est parcourue de nombreuses traînées d'un rouge foncé qui lui donne un aspect marbré. La coupe présente le même phénomène.

On trouve dans l'intestin grêle, en plusieurs endroits, des ulcérations évidemment tuberculeuses ; car des granulations tuberculeuses se présentent en plusieurs points : sous le péritoine, et au fond d'une ulcération, on aperçoit une petite masse tuberculeuse jaune. Une très large ulcération semblable a envahi toute la valvule iléo-cœcale et la portion voisine du cæcum. Les reins n'ont rien. Il y avait un peu de liquide dans le péritoine.

Obs. V. — (Thèse de Cocatrice.)

M. Pascal, 63 ans, entré à l'hospice Général, le 29 avril 1863, dans un état paraissant être l'expression d'une affection du cœur très avancée. Infiltration des extrémités inférieures, ascite, teinte bistrée, chairs flasques, diarrhée assez abondante. Mort, le 5 mai.

Autopsie (résumée). Les deux poumons sont parsemés de granulations grises. Au sommet du poumon droit, dépression profonde, à fond plissé et rayonné, au-dessous de laquelle est une excavation du volume d'une noisette, à parois noirâtres, formées par un tissu induré ; le fond de cette excavation n'est séparé de la surface du poumon que par une épaisseur de quelques millimètres. Cette cavité est à peu près vide.

Une coupe verticale du sommet gauche met à nu une plaque de tissu d'apparence fibro-cartilagineuse, de 5 millimètres d'épaisseur sur 4 centimètres de largeur, à bords nettement arrêtés et bien distincts du tissu pulmonaire ambiant. Cette plaque présente à son centre une cavité aplatie, vide, ressemblant aux cavités qu'on rencontre au centre de cicatrices d'anciens foyers apoplectiques de la substance cérébrale.

Observation VI.

« Un vieillard de 60 ans est entré à l'hôpital Beaujon pour une maladie dont le diagnostic est resté longtemps incertain : d'une part une grande dyspnée, de l'autre de l'anasarque avec albumine dans les urines. L'examen minutieux des poumons et du cœur fournissait des résultats complètement négatifs. Le malade finit par succomber, et à l'autopsie on trouva des granulations miliaires, en très grand nombre, dans les deux poumons dont le tissu était resté sain. Les granulations existaient également au foie, à la rate et dans l'intérieur des reins. Ces derniers organes étaient fortement hyperémiés et cette hyperémie s'était traduite pendant la vie par des urines albumineuses. » (Hérard et Cornil. De la phthisie pulmonaire.)

Obs. VII. — (Thèse de Moureton), résumée.

Fischer, 62 ans. Il y a un an, elle était dans un service d'aliénés ; remise dans sa division dans un état un peu amélioré, elle a encore cependant une hypochondrie profonde. Elle avait des vomissements habituels qui sont devenus plus fréquents.

Elle est devenue gâteuse peu de jours avant son entrée à l'infirmerie, elle se plaint d'une céphalalgie très vive.

Oppression considérable, langue sèche, jaune, soif vive, face un peu cyanosée.

Rien à l'auscultation. Œdème des membres inférieurs. Elle meurt deux jours après son entrée.

Autopsie. — Dans le cerveau, on trouve deux foyers de ramollissement du corps strié gauche; dans les poumons, très grand nombre de tubercules perlés très petits.

Deux ou trois granulations grises dans un des reins; deux petites masses de matière tuberculeuse grise dans le tissu cellulaire sur les côtés du bulbe.

Phthisie aiguë à forme cérébrale. — Les symptômes importants de la phthisie aiguë à forme cérébrale consistent : le plus souvent, en perversion de l'intelligence, délire nocturne, indifférence du malade pour les objets qui l'entourent; plus rarement en douleurs dans le dos et dans les membres, troubles de la miction et de la défécation, état convulsif des muscles de la nuque et des membres inférieurs, hyperesthésie cutanée, etc.

Dans les derniers jours, il peut se produire de la paralysie du mouvement et du sentiment (obs. VIII).

Les malades ne succombent pas à la tuberculose mais à la complication cérébrale.

M. Leudet, a observé, chez l'adulte, la plupart de ces accidents cérebraux ; il fait remarquer qu'ils appartiennent presque toujours à la forme typhoïde de la maladie.

L'œdème de la pie-nère et de la substance corticale du cerveau, l'épaississement de l'aracnoïde et un épanchement plus ou moins considérable de sérosité au-dessus ou audessous de cette membrane sont les principales lésions encéphaliques relatées dans les observations qui se rapportent à cette forme de la phthisie aiguë.

Nous faisons abstraction des cas dans lesquels les méninges présentent des granulations tuberculeuses. Cette complication est d'ailleurs assez rare chez les vieillards.

Obs. VIII. — (Thèse de Cocatrice.)

P.,. (Michel), 70 ans, entre le 1er avril 1858, venant de la ville. Dans un état de misère extrême, maintes fois il a été arrêté comme mendiant; maigreur excessive, teinte bronzée générale; couchait dans un escalier où on le laissait se réfugier. L'examen le plus attentif ne peut nous faire découvrir chez cet homme de lésions d'organes. Rien du côté des poumons; le cœur nous paraît petit, le pouls est un peu fréquent mais ce n'est pas de la fièvre. On observa un peu de diarrhée pendant les premiers jours qu'il passa à l'hôpital, puis cette diarrhée s'arrêta. Les urines, examinées à l'acide nitrique, ne contenaient pas d'albumine; elles avaient leur couleur et leur transparence normales; il a toujours gâté; la langue se montre constamment sèche; il répondait à peine aux questions qu'on lui faisait; il n'y avait pas de paralysie du mouvement ni du sentiment; la nuit, il parlait seul, se levait sans motif, prenait les vases de nuit pour boire.

8 avril. On avait été obligé de le placer à Saint-Barthélemy depuis deux jours, parce qu'il empêchait les voisins de dormir; la nuit, causant et se levant sans motifs, il poussait des cris que les malades comparaient à des hurlements.

Il continue en outre à gâter; rien autre chose, du reste, que ce que nous avons déjà noté. Le soir on le trouve mourant; les mains sont froides; on ne sent plus le pouls; les membres retombent comme des masses inertes; je tiraille la peau extrêment fort, il ne donne aucun signe de sensibilité, les yeux sont ouverts et fixes, il n'ouvre pas la bouche quand on le lui demande. Il meurt dans la nuit.

Autopsie (résumé). 11 avril. Deux verres de sérosité citrine dans la plèvre droite. La partie postérieure des poumons offre un aspect normal. Poumon droit un peu adhérent à la paroi thoracique, assez volumineux et un peu lourd. On voit à la partie postérieure, à travers la plèvre, quelques granulations tuberculeuses disséminées au milieu du parenchyme pulmonaire. Dans les deux tiers inférieurs du poumon droit, les granulations ont le volume d'une tête d'épingle, sont grises, demi-transparentes et assez dures, toutes isolées, quoique très nombreuses.

Dans le lobe supérieur, les granulations sont plus volumineuses, d'un grain de millet à une lentille ; un grand nombre commencent à se ramollir ; le tissu pulmonaire est très friable dans quelques points, induré dans d'autres; noyau tuberculeux du volume d'un pois dans le lobe supérieur, blanc-jaunâtre. Le poumon gauche est moins volumineux que le droit, est parsemé de granulations grises, demi-transparentes, isolées et moins nombreuses qu'à droite. Cœur et foie petits; reins anémiés.

Obs. IX. — (Résumé.)

Femme de 60 ans, toujours maladive, aveugle dès son bas âge, par suite de taches sur la cornée; elle eut à l'hospice une série de maladies aiguës qui l'obligèrent à s'aliter plusieurs fois. Elle était bien portante depuis trois mois, lorsqu'elle tomba de nouveau malade.

Douleurs dans le dos et les membres inférieurs, anorexie, pouls accéléré, difficulté de la miction et de la défécation, urine alcaline, irritabilité fréquente du caractère, membres inférieurs très sensibles au toucher, hyperesthésie cutanée. Couchée sur le dos, les jambes fléchies, elle éprouve de vives douleurs quand on veut étendre ses jambes.

Langue sèche, leucorrhée abondante, intelligence intacte. Pas de symptômes pulmonaires, tête renversée en arrière comme chez les enfants atteints d'hydrocéphalie aiguë ; les yeux étaient continuellement en mouvement.

Agonie de 12 heures.

Durée de la maladie : 14 jours.

Autopsie. A l'ouverture du crâne il s'écoule beaucoup de sérosité claire ; arachnoïde, épaissie sur toute la surface des hémisphères, mais surtout au niveau des lobes frontaux ; œdème de la pie-mère et de la substance corticale.

Poumons riches en pigment, œdémateux à la partie inférieure. Adhérences anciennes au sommet droit. — Tous les deux, mais surtout le gauche, renferment de nombreux tubercules disséminés, gris de perle; on en trouve aussi sur la plèvre gauche.

(1) Mettenheimer. Contributions nosologiques et anatomiques à l'étude des maladies des vieillards. Leipsig, 1863. (Obs. reproduite dans la thèse de Moureton.)

Cœur petit. Foie de couleur muscade, contient deux kystes hydatiques.

Reins hyperémiés, contenant quantité considérable de tubercules gris.

Vessie enflammée. Rate normale.

Obs. X. (Résumé) (1).

Femme âgée de 63 ans. Malade depuis sept mois; elle avait eu au début une affection qu'on avait appelée *fièvre gastrique*, et qui dura quatre mois; puis, pendant trois mois, elle présenta les symptômes d'une péritonite chronique avec ascite, qui fut améliorée à diverses reprises par l'usage des drastiques. A une époque où les symptômes abdominaux étaient très améliorés, elle se mit à tousser; elle avait des râles sonores à l'auscultation et se plaignait d'une grande faiblesse : pouls rapide et petit, respiration courte, anorexie complète. Puis, étourdissements, délire léger, anxiété, peau chaude couverte de sueurs, facultés intellectuelles assoupies. Mort avec symptômes d'œdème pulmonaire quatre jours après le début des accidents cérébraux, et sept jours après les premiers symptômes thoraciques. Pendant ce temps les mains et les pieds étaient devenus œdémateux.

Autopsie. A l'ouverture du crâne, il s'écoula 2 onces de sérosité claire;encéphale pesant, humide,œdémateux, beaucoup de sérosité dans les membranes, vaisseau de l'encéphale gorgés de sang.

12 onces de sérosité sanglante dans la plèvre; parenchyme pulmonaire œdémateux, très riche en pigment noir, rempli de tubercules innombrables, très petits, gris de perle.

Pas de tubercules dans les viscères abdominaux; péritoine épaissi, anses intestinales réunies par de fausses membranes contenant ainsi que le mésentère de nombreux tubercules.

On trouve en outre des fibromes de l'utérus et un cancer de l'ovaire.

Obs. VI. (Résumé) (2).

Georges B..., 83 ans, très amaigri, fut toujours bien portant. Pour la première fois il se produisit, trois mois avant sa mort, un catarrhe

(1) Mettenheimer. Loc. cit.

(2) Geist. Clinique des maladies des vieillards, 1860. Erlangen. (Obs. reproduite dans la thèse de Moureton.)

bronchique et un rapide décroissement des forces. Trois jours avant sa mort, il fut saisi d'une inquiétude vague avec tendance au mouvement, d'une incessante loquacité; la peau et la tête étaient chaudes, facilement couvertes de sueurs; la face était rouge, le pouls normal; les veines cutanées étaient dilatées, la sécrétion urinaire était diminuée.

Autopsie. Séreuse cérébrale, louche, injectée, rouge; et épaisse il y avait beaucoup de sérosité; la substance cérébrale était blanche, œdémateuse.

Epanchement médiocre de sérosité dans les plèvres. Poumon droit très adhérent à la plèvre costale. Les deux poumons ne peuvent être divisés en lobes, présentant une masse arrondie informe; les séparations interlobulaires sont tout à fait effacées.

Parenchyme pulmonaire d'un gris noirâtre, marbré de places en places d'un gris rouge; au sommet, nombreux tubercules isolés, entourés d'une induration pigmentée; mais le parenchyme tout entier est parsemé de granulations très-nombreuses de la grosseur d'un grain de millet. Dans la rate il y avait aussi une masse tuberculeuse.

Phthisie aiguë à forme d'affection fébrile aiguë. — Les symptômes principaux sont ici des phénomènes adynamiques qui donnent à cette forme de la phthisie aiguë des vieillards quelque ressemblance avec la forme typhoïde des adultes.

La maladie s'accuse d'abord par du malaise, de la courbature, de la céphalalgie, de l'inappétence, de la faiblesse. Après cette période prodromique, qui est de courte durée, une fièvre rémittente ou subcontinue s'établit (véritable fièvre de consomption, dans certains cas), en même temps qu'on observe de la sécheresse de la langue, de la diarrhée, de l'abattement et de l'amaigrissement.

Ces symptômes persistent pendant deux ou trois semaines, un mois et quelquefois deux mois (obs. XII). Dans les derniers jours, l'affaiblissement considérable du malade devient le phénomène prédominant ; quelques signes physiques peuvent alors être constatés, mais ils ont une importance minime et occupent le plan le plus reculé dans le tableau clinique.

Quelquefois, l'affaiblissement et la prostration n'ont pas le temps de s'accentuer beaucoup ; la maladie revêt un caractère plus aigu et évolue en moins de temps.

Quoi qu'il en soit, le diagnostic est toujours très difficile sinon impossible,

Obs. XII. — (Communiquée par M. Carafi, interne des hôpitaux.) Maison de retraite des Ménages. Service de M. le Dr Ch. Bernard.

La nommée veuve M..., âgée de 66 ans, entre le 1er décembre 1876, à l'infirmerie, lit n° 27.

Entrée à la maison au commencement de l'année 1876, la malade avait toujours joui d'une bonne santé, quoique d'une constitution assez faible. Quelque temps après son arrivée, la cuisine de l'établissement lui déplaisait beaucoup, au point de se priver quelquefois de déjeuner et même de dîner. Cette privation alimentaire volontaire dura quelques mois sans que sa santé s'en ressentît, jusqu'au mois de novembre où elle commença à maigrir, à perdre ses forces. Réduite à un état de faiblesse extrême et sans appétit, elle demanda à entrer à l'infirmerie, dans les premiers jours de décembre. Elle éprouvait alors un peu de gêne dans la respiration, sans fièvre ni douleur thoracique. Dans un état d'apathie très-grande, ne demandant rien et prenant très peu de nourriture, gardant continuellement le lit, voilà quel était le régime auquel elle s'était soumise. Auscultée plusieurs fois, on n'avait remarqué rien de bien accusé dans sa poitrine. Quelques râles à la base et une respiration un peu rude anx sommets des poumons ont été les seuls signes remarqués avant la fin de décembre.

Nous vîmes la malade pour la première fois le 1er janvier 1877. Son état était très peu changé ; on remarquait sur sa pancarte le diagnostic *granulie*; nous l'examinâmes avec le plus grand soin. A la percussion, il n'y avait aucun signe certain. L'auscultation faisait percevoir un peu de rudesse respiratoire et vocale aux sommets des deux poumons. La malade ne toussait presque pas et ses rares crachats étaient muqueux. Son pouls était normal comme fréquence et petit. Le soir, elle éprouvait un peu de dyspnée. L'inappétence était complète.

Cet état continua sans grandes modifications jusqu'à la fin de janvier.

A ce moment, la malade commença à éprouver une fièvre continue à exacerbation vespérale; la dyspnée était assez intense. Elle dépérissait à vue d'œil. Après quatre ou cinq jours de cet état, malgré l'administration du sulfate de quinine et des injections de chlorhydrate de morphine contre la dyspnée et sans qu'aucun accident immédiatement menaçant annonça une fin prochaine, elle succomba pendant la nuit, le 1er février.

Autopsie. Poumons. Les poumons sont infiltrés de granulations tuberculeuses grises et jaunes disséminées dans les lobes supérieurs. Un tubercule caséeux, gros comme une noisette, existait à la partie inférieure du lobe supérieur gauche.

Du côté de *l'abdomen*, nous trouvâmes une ulcération tuberculeuse sur l'iléon à grand diamètre transversal, ayant déterminé une péritonite très circonscrite qui avait agglutiné deux anses voisines et les faisait communiquer. Rien ailleurs.

Obs. XIII. — (Personnelle.) Recueillie dans le service de M. le Dr Ferrand.

La nommée H..., âgée de 79 ans, entre à l'infirmerie, salle Sainte-Geneviève, n° 9, le 24 mai 1878, pour un malaise général survenu depuis cinq ou six jours et consistant en faiblesse très grande, céphalalgie, perte de l'appétit, diarrhée, douleurs vagues, courbature. La veille de son entrée, cette malade a eu dans la soirée plusieurs petits frissons.

Santé toujours bonne auparavant. Jamais de manifestations syphilitiques ou scrofuleuses; jamais non plus d'affections des voies respiratoires ni d'hémoptysies. A un fils qui se porte bien.

Etat actuel. Le 27 mai. Cette femme présente toutes les apparences de la vigueur et d'une bonne constitution. Elle répond nettement aux questions qui lui sont adressées et n'accuse qu'un malaise général très grand. Le faciès est un peu pâle, fatigué; les traits sont déprimés et donnent à la physionomie une expression de tristesse et d'abattement. La peau est chaude, le pouls assez fréquent (95 pulsations), la respiration légèrement accélérée, sans dyspnée. La langue est chargée, jaune; les selles sont diarrhéiques, mais peu abondantes et peu fréquentes; la soif est vive et l'appétit presque nul. Le ventre est un peu ballonné mais non douloureux à la pression. Ni toux, ni expectoration. L'examen de la poitrine ne révèle rien d'anormal. Les battements du cœur sont un peu sourds et fréquents, mais réguliers. Aucun trouble fonctionnel ne dénote d'ailleurs une affection cardiaque. La malade ne présente pas d'œdème et dit n'avoir jamais eu les jambes enflées. Les urines, rouges et peu abondantes, ne contiennent ni albumine, ni sucre. Rien de particulier à noter sur l'état du foie, de la rate et des autres viscères.

Du 27 au 31. Pendant ces quatre jours, aucun changement notable ne s'est produit. L'affaiblissement s'est seulement accentué.

Le 1er juin. Les battements du cœur sont plus sourds et un peu irréguliers. Le pouls est fréquent, faible, mou et sans ampleur.

Le 6. La faiblesse a augmenté, la prostration est plus grande, la fièvre plus forte; la céphalalgie est persistante et intense. La malade a de temps en temps une petite toux sèche. La percussion et l'auscultation de la poitrine donnent toujours des résultats à peu près négatifs.

Le 9. Dépression très grande, fièvre très marquée, peau chaude, moite, amaigrissement notable. Quelques petits râles fins s'entendent à la base des poumons dans les deux temps de la respiration, mais particulièrement pendant l'inspiration.

Le 12. Abattement et épuisement considérables.

Pas de changement dans les signes physiques.

La malade est morte cette nuit sans avoir eu de délire ni présenté rien de nouveau. Pas d'agonie.

(La courbe thermométrique, établie avec soin, a été perdue. La température n'a jamais été très-élevée. Dans les premiers jours, presque normale le matin, elle n'a pas dépassé le soir 38°. Dans la dernière semaine, à 38° ou 38°,5 le matin, elle a oscillé le soir entre 38 et 39°,5.)

Autopsie. Le 15 juin. Un peu de sérosité citrine dans les cavités pleurales. Quelques adhérences peu solides des poumons avec la paroi thoracique. Poumons emphysémateux n'offrant aucune induration. Quelques granulations grises sous la plèvre viscérale. En pratiquant plusieurs coupes du sommet à la base, on constate que les poumons sont farcis de granulations grises, demi-transparentes, confluentes sur quelques points. Il existe en outre une congestion générale, plus intense à la partie moyenne et à la base qu'au sommet. Péricarde sain. Le cœur est graisseux, légèrement augmenté de volume et présente quelques plaques athéromateuses à l'orifice aortique. On ne trouve de granulations tuberculeuses dans aucun autre organe que le poumon.

Obs. XIV. — (Résumé.) (Thèse de Mourcton.)

Simiet, âgé de 61 ans, très hypochondriaque. Entre à l'infirmerie le 16 février 1863.

Fièvre, inappétence, pommettes rouges, peau sèche, voix brisée. Ulcérations taillées à pic sur la partie médiane de la voûte palatine. Amaigrissement et affaiblissement marqués. Toux suivie d'expulsions de crachats muqueux verdâtres. Grande exaltation, tenant à son caractère. Mort le 12 mars 1863.

Autopsie. Noyaux de pneumonie ulcérés au centre et disséminés dans les deux poumons qui contiennent en outre un grand nombre de granulations grises siégeant surtout au niveau des points atteints de pneumonie. Foie gras. Granulations grises disséminées sous le péritoine, tant viscéral que pariétal; la rate en contient aussi.

Observation XV (1).

Anna Zahn, 62 ans, maigre. La maladie dura un mois. Elle avait de la fièvre, 100 pulsations, de la soif, un goût amer et un affaiblissement rapide. Elle mourut d'une manière subite, sans avoir présenté de symptomes qui appelassent l'attention sur l'état des organes thoraciques. Cette malade avait eu diverses maladies aiguës depuis son entrée à l'hospice.

A l'autopsie, on trouva une grande quantité de liquide sanguinolent dans les plèvres, surtout à droite. Des granulations tuberculeuses innombrables se voyaient sous les plèvres qui étaient vasculaires et rouges; les poumons présentaient, sur une coupe, une coloration rouge vif avec des milliers de petits tubercules disséminés; il n'y avait pas de tubercules dans d'autres organes.

Obs. XVI. — (Thèse de Moureton.)

P... Marguerite, âgée de 61 ans. Cette malade, d'un caractère fantasque, offrant souvent les apparences d'une bizarre exaltation, sans véritable délire, était souffrante depuis quelques jours, lorsqu'elle entra à l'infirmerie, le 21 avril 1863. Quand on l'interrogeait, elle disait ne souffrir nulle part. Elle avait de la fièvre; la peau était chaude, la langue sèche, la face altérée; elle avait perdu l'appétit; elle toussait et ne crachait pas. Les organes thoraciques, examinés tous les jours, ne présentèrent rien de particulier pendant les premiers temps de son séjour. La veille de sa mort, on entendit un peu de respiration soufflante sans bronchophonie, en haut et à gauche. Elle mourut d'une manière subite le 30 avril. Deux ou trois minutes avant sa mort, elle arrangeait ses oreillers; elle n'eut jamais de délire.

Autopsie. On ne trouve nulle trace de granulations méningiennes;

(1) Geist. Loc. cit.

mais il y a sur la dure-mère une néo-membrane infiltrée de sang. Aucune lésion tuberculeuse de l'encéphale.

Pas de liquide dans les cavités pleurales. Les deux poumons sont un peu congestionnés, surtout dans la partie moyenne.

Il n'y a pas de pneumonie véritable ; mais dans certains points, il y a probablement de la pneumonie vésiculaire disséminée, un petit morceau du poumon droit pris dans la partie supérieure du lobe inférieur va au fond de l'eau, mais lentement. Les deux poumons sont parsemés d'une quantité innombrable de petites granulations grises, de 1 à 2 millimètres de diamètre ; les granulations sont réparties à peu près également dans tous les points des deux poumons. On en voit du même volume et en même nombre sur la plèvre viscérale ; on n'en trouve pas dans les ganglions bronchiques.

Une seule granulation, dont la nature est douteuse, existe sur le péricarde viscéral. Quelques rares granulations dans le tissu hépatique ; granulations fines et nombreuses sous la capsule, pas dans l'intérieur; rate d'un volume double. Nombreuses granulations grises sous la membrane d'enveloppe et dans le sein de l'organe. Quelques rares granulations dans le tissu sous-péritonéal du mésentère.

Phthisie aiguë à forme catarrhale. — Sous ce nom, M. le professeur Jaccoud décrit une forme de phthisie aiguë qui ne diffère de la forme suffocante « que par l'intensité moindre de la dypsnée au début et par la prédominance des phénomènes de catarrhe ; l'état du malade est celui d'un individu atteint d'une bronchite capillaire qui n'est pas d'emblée générale ; la fièvre et la gène respiratoire sont les mêmes, les signes stéthoscopiques sont semblables ; à mesure que les râles sibilants et sous-crépitants fins se généralisent, la dyspnée augmente ; la toux et l'expectoration sont les mêmes ; en un mot, il n'y a pas de diagnostic possible pendant les deux premières semaines. »

Chez les vieillards les phénomènes cliniques sont ceux d'une bronchite de moyenne intensité ; la bronchite capillaire généralisée donnant lieu à des symptômes graves d'asphyxie est une complication inconnue.

Au début, le malade a une petite toux scèhe, de l'anorexie un ou plusieurs frissons plus ou moins intenses, pouvant se répéter pendant deux ou trois jours, et une légère dyspnée. Après cette période initiale dont la durée est variable, la toux devient plus fréquente, et est suivie d'expectoration de crachats puriformes, la dyspnée s'accuse davantage sans jamais atteindre cependant l'intensité de la dyspnée déterminée par une bronchite capillaire généralisée.

La fièvre n'est jamais très forte ; il n'y a habituellement pas de délire. — La percussion de la poitrine, quelquefois douloureuse, donne souvent des résultats très importants pour le diagnostic. On constate peu de résonnance en général, de la submatité dans certains points et particulièrement aux sommets.

L'auscultation permet d'entendre, presque toujours, une respiration rude et prolongée, parfois soufflante, des râles ronflants, sibilants et sous-crépitants. La diminution du murmure vésiculaire est un signe d'une grande valeur.

Cet ensemble symptomatique se modifie un peu, vers la fin de la maladie : des phénomènes de cachexie surviennent ; l'amaigrissement et l'abattement augmentent rapidement ; le pouls devient irrégulier, petit ; les extrémités se refroidissent et le malade meurt dans un affaiblissement extrême, quelquefois après une agonie de plusieurs heures (obs. XVIV).

La maladis dure de deux semaines à un mois.

Elle peut quelquefois être ou du moins paraître beaucoup plus courte (obs. XVII). Dans ce cas, on peut supposer quela maladie est restée latente pendant un certain temps.

Obs. XVII. — (Personnelle), recueillie dans le service de M. le docteur Ferrand.

La nommée X..., âgée de 82 ans, entre le 17 décembre 1878, à l'infirmerie de l'Hospice des Incurables, salle Ste-Geneviève, n° 10.

Les antécédents héréditaires et personnels de cette malade ne présentent rien de particulier. Elle affirme s'être toujours bien portée, n'avoir jamais eu d'affection thoracique sérieuse et n'avoir jamais craché de sang. Mariée à l'âge de 20 ans, elle a eu deux enfants dans les trois années suivantes et a été réglée jusqu'à 50 ans, toujours très régulièrement. Ses enfants vivent encore et se portent bien.

Cette femme est venue à l'infirmerie vers le milieu de l'année pour se faire enlever une loupe d'un volume énorme siégeant à la région occipitale. Une application de pâte de Vienne a suffi pour cela. La guérison a été définitive au bout d'un mois et la malade est sortie bien portante, mais un peu affaiblie par la suppuration assez abondante qui a été la suite de cette opération.

Un mois après, cette malade revient à la salle Ste-Geneviève, pour une tuméfaction de la région axillaire, tuméfaction assez peu étendue, rouge, douloureuse à la pression et un peu fluctuante. Pendant une dizaine de jours, cette tuméfaction se circonscrit, devient moins rouge et moins douloureuse, mais présente une fluctuation beaucoup plus évidente. Une ouverture se fait bientôt et donne issue à un pus grumeleux mal lié. Une exploration au stylet ne révèle pas de lésion osseuse. Pendant une semaine, il y a une suppuration peu abondante ; puis l'ouverture se ferme et la guérison est complète.

Le 17 décembre, la nommée X... rentre pour la troisième fois à l'infirmerie, se plaignant d'un malaise général.

Etat actuel. — 18 décembre. Facies un peu animé, peau un peu chaude, pouls fréquent à 104, fort, mais régulier. Anorexie complète, constipation, pas de dyspnée, ni toux, ni expectoration.

La percussion de la poitrine ne dénote rien d'anormal. L'auscultation donne la raison de l'état fébrile qui est venu à la suite de quelques petits frissons. Des deux côtés et particulièrement à droite et dans la partie moyenne, on entend des râles fins un peu humides, pendant les deux temps de la respiration, mais surtout pendant l'inspiration.

Le cœur bat assez régulièrement et paraît un peu augmenté de volume. On entend à la base un léger bruit de souffle indiquant probablement l'existence de quelques plaques athéromateuses à l'orifice aortique.

Rien à noter sur l'état des autres viscères. Par d'albumine dans les urines.

Température axillaire le matin, 37°5; le soir, 38°.

Dans la soirée, dyspnée légère et anxiété très grande.

Vers le milieu de la nuit, la malade meurt sans éveiller l'attention de ses voisines.

20 décembre. — *Autopsie.* Une coupe de la cicatrice de l'ancienne umeur montre un tissu induré ne dépassant pas en profondeur le tissu cellulaire sous-cutané. Les fibres musculaires et les côtes sont intactes.

Pas de liquide dans les plèvres qui ne présentent pas de granulations. On trouve une quantité insignifiante de liquide dans le péricarde. Le cœur est volumineux et gras. Le ventricule droit contient un caillot mou faiblement adhérent à la pointe. Les poumons sont emphysémateux, se montrent très congestionnés et laissent s'écouler à la pression une sérosité spumeuse rouge. Partout ils sont infiltrés de granulations miliaires blanchâtres, très fermes, saillantes. Ces granulations sont excessivement nombreuses dans les régions moyenne et supérieure et presque confluentes dans le poumon droit. Les autres viscères n'offrent rien de particulier.

Obs. XVIII. Résumé (Thèse de Jardin).

Le 20 juin 1871 est entré un vieillard de 70 ans à l'Hôtel-Dieu, salle Ste-Jeanne. Il a toujours joui d'une bonne santé ; ses parents sont eux-mêmes morts dans un âge avancé. Au mois d'août 1870, il a pour la première fois ressenti un peu d'oppression survenant après une longue marche, accompagnée de toux et de douleurs dans la paroi thoracique, sans que cela troublât en rien l'état général de sa santé. Ce n'est qu'au mois d'octobre de la même année que de grands changements sont survenus. L'appétit a disparu ; le soir une fièvre assez violente l'empêche de dormir, s'accompagne de toux, suivie elle-même de vomissements. Il n'a jamais eu d'hémoptysie ; pas de sueurs profuses, pas de diarrhée, au contraire il est parfois constipé. La maladie suit une marche régulière progressive, et le 20 juin, on constate les symptômes suivants :

Extrême maigreur. Sa poitrine offre peu de résonnance en général, dans quelque point qu'on la percute, et de la matité aux deux sommets, spécialement à droite. Respiration rude et prolongée à gauche, craquements à droite. Il tousse et expectore des crachats puriformes nageant dans un liquide clair et visqueux.

Dans les derniers jours, l'amaigrissement devint extrême. Il survint un peu de diarrhée, et au testicule droit parut une tumeur du volume d'un œuf de pigeon, sans bosselure, molle. La peau du scrotum était à ce niveau rouge et douloureuse à la pression ; pas de fistule. Il y avait au dire du malade quinze jours qu'il souffrait de ce côté. Ajoutons un peu de vaginalite; le 1er juillet, la dyspnée et la faiblesse étant plus marqués que jamais, le pouls devint irrégulier, les extrémités froides, et deux jours après, le malade mourut sans convulsions, sans délire, sans coma.

Autopsie. Au cerveau, des altérations nombreuses et diverses.

Néo-membranes épaisses sur la surface interne de la dure-mère; la pie-mère est très injectée et contient des granulations miliaires; vaisseaux de la base du crâne légèrement athéromateux. La partie corticale du cerveau est indurée et plus profondément, la coupe de l'organe offre un piqueté rouge d'apoplexie capillaire. Sur une coupe horizontale, pratiquée dans le cervelet, on voit deux cavités de la grosseur d'un pois, remplies d'une matière puriforme, qui ne sont autre chose que des tubercules ramollis.

A la moelle, on constate des adhérences des méninges avec la matière nerveuse, ainsi que l'épaississement de ces membranes. Des plaques fibreuses se voient surtout en arrière.

Au poumon, il y a adhérence intime des feuillets pariétaux et viscéraux au niveau du sommet et des deux côtés par des fausses membranes abondantes surtout au sommet droit On ne trouve pas une seule caverne; mais partout le parenchyme pulmonaire est résistant, d'une couleur gris de fer et criblé de granulations tuberculeuses. Les ganglions bronchiques sont noirs, indurés, adhérents aux vaisseaux et aux parois mêmes des bronches. Cette adhérence va quelquefois jusqu'à l'ulcération des tuyaux bronchiques qui, par places, sont réduits à une membrane extrêmement mince. Il n'y a pas de ramollissement dans les ganglions.

Le cœur porte des traces d'endocardite ancienne.

Il y a des granulations miliaires dans le rein droit ainsi que des kystes de petit volume. On trouve des granulations dans le foie, dans la rate; il n'y a pas de trace d'ulcération dans l'intestin, mais encore des granulations miliaires. Enfin le testicule lui-même est lésé. A la coupe, on trouve au niveau de l'épididyme des masses jaunâtres semi-dures qui sont formées par des tubercules en voie de ramollissement. La tunique vaginale est tapissée par des néo-membranes.

Cette observation est un magnifique exemple de tuberculisation généralisée, remarquable surtout par l'absence à peu près complète de symptômes pouvant faire supposer une telle généralisation des lésions tuberculeuses.

Obs. XIX. — (Thèse de Moureton.)

B..., 62 ans. Au moment où elle entre à la Salpêtrière, on l'amène à l'infirmerie ; elle souffrait depuis six mois de douleurs très vives dans les reins et sur le trajet du sciatique droit.

L'autopsie fit voir que ces douleurs étaient dues à une carie vertébrale.

Le 8 mars 1863. On note que la malade a beaucoup changé, elle a de la fièvre, la langue sèche ; les douleurs ont augmenté.

Le 11. Elle eut pour la première fois un frisson intense qui se répéta les jours suivants, et revenait pendant l'après-midi. La peau de la face prit une teinte cachectique ; le ventre était développé ; pneumatose intestinale.

Dans la nuit du 20 au 21, elle eut des crachats spumeux mêlés de sang. Il y avait de la matité du côté droit en arrière, au niveau de la racine des bronches, et un peu de respiration soufflante à ce niveau.

Le 22. La percussion du côté droit était très douloureuse ; il y avait toujours de la matité, de la respiration soufflante avec retentissement de la voix. Râles sous-crépitants fins à la base des deux poumons.

Le ventre est tendu et douloureux. La malade urine par regorgement.

Langue sèche, fièvre vive.

Le 24. Elle est mourante ; les yeux sont à demi-fermés ; la respiration est peu accélérée, le pouls très-fréquent et petit ; l'agonie se prolonge jusqu'au 25 mars.

A l'autopsie, on trouva de fines granulations grises sur le péritoine intestinal et pariétal. Dans les reins et les poumons, il y avait des granulations semblables en très-grande quantité ; la colonne vertébrale, sciée au niveau du point où elle était cariée, ne présenta pas de traces de tubercules. Cette malade avait en outre un cancer du foie.

Obs. XX. — (Thèse de Moureton.) Résumée.

B..., 83 ans, entre à l'infirmerie le 13 août 1862.

Depuis quatre ou cinq jours douleurs très violentes en ceinture autour de la poitrine, augmentation dans les mouvements de respiration ; frissons, toux très difficile, crachats sanguinolents depuis hier ; matité par points disséminés surtout à droite.

Cette femme a continué à tousser et à s'amaigrir; ses crachats purulents et visqueux ont été à plusieurs reprises teints de sang ; par moments dyspnée intense; la face était anxieuse, un peu cyanosée.

Il n'y a pas de diarrhée; on ne trouva jamais à l'auscultation que des râles de bronchite ; la maladie dura quatre mois.

Autopsie. Les deux poumons sont criblés de tubercules pulmonaires grisâtres, demi-transparents, dont presque aucun n'a encore subi la transformation graisseuse ; ils sont surtout très abondants vers le milieu de la hauteur des poumons.

Dans le poumon droit, une portion de la partie moyenne, parsemée de nombreux tubercules gris, présente un bel exemple de pneumonie chronique tuberculeuse ; c'est dans cette région et seulement là que l'on trouve quelques tubercules plus gros que les granulations grises et passées à l'état caséeux.

Pas de tubercules dans les autres organes.

M. Moureton pense que « chez cette malade il y a eu deux poussées tuberculeuses, une plus limitée marquée à l'autopsie par des tubercules caséeux. Cette poussée amena la pneumonie qui marqua le début de la maladie, et ce fut dans la seconde période que se fit le dépôt des granulations grises disséminées. »

Phthisie aiguë pneumonique. La phthisie aiguë pneumonique débute, soit sans cause occasionnelle appréciable, soit à la suite d'un refroidissement, soit encore par une hémoptysie. L'absence de frisson initial et de point de côté la distinguent, dès le début, de la pneumonie franche. Elle est caractérisée, dans sa période d'état, par une dyspnée intense, un amaigrissement rapide, une fièvre de consomption, de la matité au niveau des masses tuberculeuses qui occupent le plus souvent le sommet et sont presque toujours unilatérales, des râles crépitants et surtout sous-crépitant fins et secs s'entendant pendant longtemps à la même place, de la diminution du murmure vésiculaire et quelquefois enfin par du souffle bronchique.

La durée de la maladie varie de deux semaines à deux mois. Cette description très succincte se rapporte à la phthisie aiguë pneumonique en général. Faute de documents, nous ne pouvons dire si elle serait exacte appliquée à la pneumonie caséeuse aiguë des vieillards.

Phthisie aiguë secondaire. Nous n'avons envisagé jusqu'à présent que la phthisie aiguë primitive. Dans le cas de phthisie aiguë consécutive à une tuberculose ulcéreuse, la série symptomatique comprend d'une part les signes de la phthisie chronique, d'autre part des symptômes nouveaux, troubles fonctionnels ou signes physiques, témoignant du dépôt récent de tubercules dans les poumons : frissons puis fièvre subcontinue, fréquence plus grande de la toux, dyspnée, diarrhée rebelle, affaiblissement rapide, râles sous-crépitants fins, diminution du murmure vésiculaire, etc. Quand cet ensemble de phénomènes se produira chz un malade toussant depuis longtemps, présentant aux sommets des craquements, du souffle, etc., il est évident qu'on sera en droit de croire comme presque certaine l'existence d'une poussée granuleuse récente dans les poumons.

Obs. XXi. — (Thèse de Cocatrice.) Résumée.

R... (Charles), 74 ans. Entré à l'hospice général le 2 juillet 1855. Examiné pour la première fois le 29 janvier 1858.

Etat actuel, Sous la clavicule à droite, matité relative, gros râles muqueux, respiration soufflante, résonnance de la voix avec timbre plus élevé. En arrière, en haut, dans la fosse sus-épineuse droite, résonnance normale de la poitrine, plutôt exagérée ; respiration soufflante avec retentissement de la voix ; gros râles muqueux, quand le malade tousse. Dans la fosse sous-épineuse du même côté, quelques râles muqueux plus fins. A gauche, dans la fosse sus-épineuse, respiration soufflante, pas de râles ; oppression assez marquée, existant depuis 2 ou 3 jours.

Le 31 janvier 1858. Même état. Le malade resta jusqu'au mois de juin sans présenter d'autres symptômes. A cette époque, il sortit, mais il rentra au bout d'un jour ou deux, pas plus malade, mais plus faible.

La poitrine, examinée pulsieurs fois, n'avait jamais présenté que ce que nous avions observé en janvier.

Le 18 juillet 1858. Mort, après avoir présenté les jours précédents un affaiblissement graduel avec oppression, sans toux ni expectoration, avec teinte cyanosée du visage et des extrémités. Il y eut presque constamment de la diarrhée dans les derniers temps.

Autopsie. Adhérences intimes au sommet des deux poumons; pas d'épanchement pleurétique ; à la pression, on sent dans les deux poumons des noyaux d'induration isolés, nombreux, surtout au sommet.

A la coupe, on trouve épars dans le lobe supérieur, des deux côtés, des foyers remplis de matière caséeuse, analogue à un mastic épais; on n'y remarque que très-peu de granulations tuberculeuses à gauche; à droite, le sommet du poumon est en outre sillonné de dilatations bronchiques autour desquelles le tissu pulmonaire est condensé, dépourvu d'air; on n'y voit pas de granulations tuberculeuses.

Dans tout le reste de l'étendue des deux poumons, le parenchyme est farci de granulations miliaires, formant à certaines places, des plaques qui ressemblent à des plaques d'infiltration ; nulle part, point de tubercules plus avancés que les autres.

Le parenchyme surnage même dans les points où les granulations sont le plus abondantes.

Pas de tubercules dans les autres viscères.

Obs. XXII. — Résumée. (Thèse de Cocatrice.)

B... (Félicité), 66 ans, entrée le 7 février 1866 à l'Hôtel-Dieu de Rouen, service de M. Ballay.

Elle avait toujours joui d'une santé parfaite quand, il y a six mois, elle fut prise de toux sans expectoration, suivie bientôt d'amaigrissement.

A l'entrée, elle se trouve dans un état de maigreur et de faiblesse extrêmes ; la toux a cessé, mais elle a une diarrhée persistante.

Respiration un peu soufflante, craquements et gros râles dans les deux sommets. Rien dans les autres organes. Frissons d'une heure, revenant plusieurs fois le jour. Pouls à 80. Diarrhée résiste au diascordium, au tannin et au nitrate d'argent. Mort le 15 février.

Autopsie. Quelques adhérences pleurales. Au sommet du poumon droit, deux petites cavités remplies de pus, de la grosseur d'une noisette. Tout le reste du parenchyme de ce poumon est infiltré de granulations tuberculeuses. Au sommet gauche, existe une cicatrice linéaire, de consistance cartilagineuse. Un peu plus bas, deux petites cavités remplies de pus. Au centre et à la partie moyenne, s'en trouve une autre qui pourrait loger une grosse noix. Le parenchyme de ce poumon est légèrement engoué et parsemé de tubercules comme celui du côté opposé.

Quelques petits tubercules dans l'intestin au voisinage des deux ulcérations contenant de la matière caséeuse.

Obs. XXIII. — Résumée. (Thése de Cocatrice.)

B..., 64 ans, entré à l'hospice général au commencement de juin 18 62 Maigre et chétif.

Au moment de son entrée, il est oppressé, il tousse et présente un état fébrile continuel. L'examen de la poitrine ne révèle rien de caractéristique. Pendant les premiers jours il eut de la diarrhée, il avait peu d'appétit.

Il alla graduellement en s'affaiblissant ; la toux, l'oppression et l'état fébrile persistaient. Dans les derniers temps, la percussion nous révèle une diminution sensible du son sous les clavicules, avec une respiration rude, mais jamais de souffle ni de bronchophonie. Il succomba le 30 juin, dans un état d'épuisement, sans avoir présenté rien de particulier.

L'*autopsie* révéla l'existence d'une tuberculisation des deux poumons ; par le toucher on y constate la présence de nombreux noyaux bien isolés, plus nombreux à gauche qu'à droite.

A la coupe, ces noyaux sont formés d'agglomération de tubercules miliaires ; le parenchyme pulmonaire, qui englobe ces dépôts de tubercules, est, dans certaines parties, induré, rouge, friable. Au sommet du poumon gauche, il y a une cavité du volume d'un œuf de pigeon, remplie d'une bouillie grisâtre, très épaisse ; le sommet de ce poumon est presque imperméable à l'air, noirâtre. Mêmes altérations au poumon droit, mais moins étendues; les noyaux tuberculeux sont entourés partout d'un parenchyme perméable. La plèvre tout entière est parsemée de granulations grisâtres, grosses comme des grains de semoule ; elle ne contient pas de liquide et ne présente pas d'adhérences.

Rien de bien particulier à noter pour les autres viscères.

Obs. XXIV. — Expectoration sanguine brusque et foudroyante. Mort subite. Apoplexie pulmonaire. Epanchement sanguin dans la plèvre gauche, la cavité de l'arachnoïde et l'estomac (par M. Quesne (1), interne à la Salpêtrière).

Une femme âgée d'environ 80 ans, très-maigre et présentant les attributs extérieurs de la caducité, mourut subitement le 30 juillet, à la Salpêtrière, après avoir rendu par la bouche une quantité considérable de sang. Les jours précédents et même quelques instants avant la mort, sa santé ne paraissait pas sensiblement altérée, si l'on peut s'en rapporter à cet égard au témoignage des filles de service.

Autopsie. Les vaisseaux de la pie-mère et les sinus sont fortement injectés. La cavité de l'arachoïde contient beaucoup de sérosité colorée en rouge par une assez grande quantité de sang. Le cerveau est sain.

La poitrine étant ouverte par la section des cartilages des côtes, je trouve dans la plèvre gauche quelques onces de sang noir et coagulé. Le poumon du même côté offre une couleur livide ; il adhère par son sommet à la plèvre costale. Cette adhérence correspond à une caverne capable de loger une grosse noix, contenant un peu de sang, et communiquant d'une part avec un gros tuyau bronchique, de l'autre avec la plèvre, par une déchirure située à sa partie déclive, au point où commence l'adhérence. Je ne distingue point d'orifice vasculaire à la surface de cette cavité. La présence de tubercules miliaires en grand nombre dans le tissu pulmonaire qui l'avoisine, ainsi que dans les autres parties des deux poumons, ne laisse aucun doute sur la nature de cette caverne.

La substance pulmonaire est, en outre, infiltrée de sang coagulé ; elle se déchire avec facilité. Les bronches contiennent une écume sanguinolente.

Le cœur est légèrement hypertrophié. L'aorte présente quelques plaques osseuses.

La bouche et le pharynx renferment quelques caillots sanguins. La muqueuse de l'œsophage est complètement pâle. Je trouve dans l'estomac environ un verre de sang mêlé à des haricots verts non digérés. Sa muqueuse est irrégulièrement colorée en rouge ; l'ablution ne lui enlève pas cette coloration. Elle a sa consistance normale. La muqueuse des intestins est pâle et décolorée.

(1) Bulletin de la Société anatomique. 1829.

Deux kystes fibreux contenant un liquide séreux existent : l'un plus petit dans la substance même du rein gauche ; l'autre plus volumineux à la surface de l'ovaire droit.

M. Quesne fait remarquer la multiplicité des organes dans lesquels a eu lieu l'hémorrhagie, en reconnaissant toutefois que le sang contenu dans l'estomac a pu être avalé.

« Quant à celui que renferme la plèvre, la source en était évidemment dans la caverne dont la paroi mince avait été rompue par les quintes de toux qui précédèrent la mort.

Quoique les tubercules soient rares chez le vieillard, on en observe quelquefois. Mais presque toujours, comme dans l'observation que je viens de rapporter, ils influent d'une manière peu sensible sur la santé, et leur existence n'est pas même soupçonnée pendant la vie. Toutes les fois, en effet, qu'ils ne sont pas assez nombreux pour altérer mécaniquement la respiration, ils ne peuvent influer sur cette fonction et sur la vie que par la réaction locale ou générale qu'ils déterminent ; et l'on sait que cette réaction est nulle ou faible à un âge avancé. »

Nous croyons devoir rapprocher des observations précédentes une observation de Barth relative à un cas de phthisie aiguë consécutive à une lésion ancienne du poumon (dilatation des bronches) non tuberculeuse.

Observation XXV.

M. Barth apporte les poumons d'une femme âgée de 76 ans, entrée à l'infirmerie de la Salpêtrière le 2 novembre, morte le 24 et ouverte le 25. Elle toussait depuis bien des années ; elle faisait remonter cette toux à l'invasion des alliés, en 1814 ; depuis, la toux avait été plus ou moins forte, mais jamais elle n'avait été complètement interrompue ;

(1) Extrait des Bulletins de la Société anatomique. 24e année, p. 351 et 352.

elle était plus forte en hiver qu'en été. A l'entrée de la malade à l'infirmerie, on trouva beaucoup de sonorité dans toutes les parties inférieures de la poitrine et un son obscur dans les régions supérieures ; on entendait des râles muqueux en avant et en arrière ; ils étaient alternativement plus abondants à droite et à gauche ; les bulles étaient assez grosses supérieurement ; inférieurement, on en trouvait de moyennes et de diverses grosseurs ; il n'y eut point de fièvre dans les premiers jours, mais elle ne tarda point à se montrer ; avec elle survint de l'accablement puis la perte de l'embonpoint ; enfin il se déclara une méningite subaiguë qui fut suivie de la mort.

Diagnostic. On n'avait pas pu douter de l'existence d'un catarrhe pulmonaire, car la malade rendait des mucosités verdâtres, opaques, semipiriformes ; mais, comme des râles à grosses bulles s'entendaient sous les clavicules, on se demandait s'il fallait les attribuer à l'existence de tubercules, d'autant mieux qu'ils coexistaient avec l'amaigrissement ; toutefois, l'dée des tubercules était éloignée par l'ancienneté de la bronchite, à moins qu'on n'admît qu'ils étaient demeurés stationnaires et qu'ils venaient de reprendre leur marche. Il était impossible de se prononcer à cet égard d'une manière absolue ; toutefois, on s'arrêtait plus volontiers à une dilatation des bronches compliquée de bronchite chronique et d'une induration pulmonaire.

A *l'autopsie*, on trouva les parties inférieures des deux poumons souples et emphysémateux : elles étaient molles, élastiques et ne s'affaissaient pas. Les deux tiers supérieurs étaient denses, compactes, quelque peu foncés au sommet et adhérents ; dans les lobes supérieurs des poumons, se voyaient des cavités tapissées de membranes fines, rougeâtres, qu'on était tenté de prendre d'abord pour des cavités ulcéreuses, mais en examinant de plus près, on distinguait à l'intérieur de ces cavités les éperons bronchiques. De plus, les radicules des bronches se terminaient en ampoule au sommet des poumons ; çà et là on trouvait d'autres cavités dont il était facile de découvrir la communication avec les bronches ; ces cavités étaient plus prononcées à gauche qu'à droite, et leur nombre était très considérable ; entre elles se voyait le tissu pulmonaire, résistant à la pression et ne présentant pas de traces de ramollissement comme dans l'inflammation ; enfin on trouvait dans les deux poumons des granulations grises, demi-transparentes, tantôt disséminées, tantôt en nombre.

Voici ce que dit M. Durand-Fardel au sujet de cette observation (Traité des maladies des vieillards, 1re édition) ; « On en rencontre (des tubercules) au milieu de tissus indurés et affectés de pneumonie chronique, mais sans qu'ils paraissent y jouer autre chose qu'un rôle accessoire, comme nous l'avons vu dans nos observations de pneumonie chronique, comme on peut le voir dans une observation de M. Barth où il y avait en outre des dilatations bronchiques aux sommets des poumons. »

M. Durand-Fardel semble avoir abandonné cette opinion ; car le passage précédent n'est pas reproduit dans la deuxième édition de son livre (1). Voici simplement ce qu'on y lit : « On rencontre des tubercules chez de vieux catarrheux chez qui il n'existait aucune raison d'en supposer l'existence, malgré les symptômes thoraciques que l'on observait. On en rencontre encore au milieu des indurations de la pneumonie chronique, la tuberculisation paraissant ici l'altération secondaire. »

Il est certain que dans le cas de Barth, la tuberculisation a été *secondaire*, c'est-à-dire *consécutive* à la lésion bronchique ; mais il est non moins certain que le dépôt tuberculeux a joué un rôle non accessoire et que c'est lui qui a donné lieu aux phénomènes constatés pendant le séjour de la malade à l'infirmerie.

DIAGNOSTIC.

Le diagnostic devra se baser sur l'ensemble symptomatique présenté par le malade ; malheureusement l'ensemble symptomatique est le plus souvent fort peu significatif :

(1) Durand-Fardel. Loc. cit., 2e édition, p. 574.

les signes physiques peuvent faire défaut et les troubles fonctionnels être si peu caractéristiques qu'ils n'attirent même pas l'attention sur l'état des organes thoraciques. La difficulté s'aggrave encore, comme le fait fort justement remarquer M. Moureton, à cause de l'obscurité et même presque toujours l'absence complète de tous renseignements rétrospectifs.

Les éléments les plus précieux pour établir le diagnostic sont la dyspnée, la toux, une diarrhée rebelle, un amaigrissement rapide et les signes fournis par la percussion et l'auscultation : diminution de la sonorité, en général, matité bien marquée en certains points et particulièrement aux sommets, diminution du murmure vésiculaire, râles sous-crépitants fins, respiration soufflante dans les lobes supérieurs. Si on constate ces différents symptômes chez un malade déjà affaibli par des maladies antérieures ou présentant les signes d'une tuberculisation chronique, on sera fondé, sinon à affirmer, du moins à considérer comme très probable l'existence de granulations tuberculeuses dans les poumons.

La *pneumonie* et l'*infiltration cancéreuse aiguë du poumon* sont les maladies qui pourraient le plus en imposer.

La *pneumonie* des vieillards évolue, en effet, dans beaucoup de cas, d'une façon très insidieuse.

Néanmoins, l'absence totale des symptômes qui la caractérisent habituellement est un fait exceptionnel ; le point de côté, le frisson du début peuvent bien manquer ; mais il est rare que les signes physiques fassent défaut pendant toute la durée de la maladie.

L'*infiltration cancéreuse aiguë du poumon* se reconnaît aux symptômes suivants : douleurs thoraciques violentes, rétraction du côté, émaciation, tuméfaction des ganglions cervicaux. Le diagnostic est très facile, si on constate l'unilatéralité de la lésion et l'existence d'une tumeur cancéreuse extérieure ou les traces d'une opération ancienne.

L'étude que nous avons faite des formes cliniques nous dispense d'insister longuement sur le *diagnostic des complications* : nous ne parlerons que des plus habituelles.

Chez l'adulte, la tuberculisation affectant d'abord le poumon et se généralisant ensuite à un plus ou moins grand nombre d'organes est une chose presque commune ; les aspects variés qu'offre alors le tableau clinique permettent le plus souvent de reconnaître quels sont les viscères frappés par la diathèse tuberculeuse.

Chez les vieillards, les poussées tuberculeuses qui se ont, durant le cours d'une phthisie aiguë, dans différents organes sont, dans la majorité des cas, fort discrètes et ne donnent lieu parfois à aucun symptôme.

Dans un cas de *tuberculisation méningée*, il en fut ainsi (obs. 18).

Dans un autre (obs. 1), on trouva des granulations disséminées sur toute l'étendue de l'arachnoïde et de l'injection des méninges, très marquée surtout au niveau du lobe frontal gauche, où on remarqua un amas de granulations grises. Les phénomènes constatés pendant la vie furent de l'affaissement du sillon naso-labial du côté droit, de l'aphasie, de l'hyperesthésie cutanée, et, dans les dernières heures qui précédèrent la mort, un état comateux.

On rencontre assez souvent, chez des vieillards morts de phthisie aiguë, des *tubercules de la plèvre* qui, pendant la vie, étaient restés absolument latents. Au contraire, dans l'âge mûr et l'adolescence, la tuberculose pleurale prédomine tellement anatomiquement et cliniquement que

M. Empis, M. Bouchard et d'autres auteurs, ont cru devoir admettre une forme pleurale (*phthisie pleurale* ou *pleurétique*), de tuberculisation aiguë.

Il n'est pas rare non plus de constater quelques granulations tuberculeuses sur le péritoine (obs. 10, 14, 16, 19).

Dans un cas cette complication s'est manifestée par du ballonnement et de la douleur à la pression de l'abdomen.

Les *lésions tuberculeuses de l'intestin*, antérieures ou consécutives à la phthisie aiguë, déterminent une diarrhée extrêmement rebelle qui est souvent un signe de première importance pour le diagnostic de la maladie principale, la tuberculose pulmonaire.

L'*albuminurie* est le symptôme révélateur des *granulations tuberculeuses du rein*.

PRONOSTIC

La mort, terminaison constante de la phthisie aiguë chez les vieillards, est assez souvent causée par une syncope ou une complication cérébrale.

Mais dans la majorité des cas, les malades ne succombent que lorsqu'ils sont arrivés à un état d'affaiblissement extrême. La mort par hémoptysie est exceptionnelle.

Le pronostic si sombre de la phthisie aiguë a inspiré à M. Leudet les réflexions suivantes :

« Malheureusement, en nous livrant à l'étude de cette affection si terrible, nous avons été frappé de son caractère constant d'incurabilité ; mais nous avons eu présent à l'esprit, pour nous guider dans cette étude, ce que disait Bayle sur le mobile du médecin dans l'étude des maladies incurables. Lors même qu'une maladie est incurable, dit-il, le médecin ne peut que mériter la reconnaissance publique, dès qu'il la connaît avec exactitude, qu'il indique sa marche avec précision et qu'il prolonge la vie du malade aussi longtemps que le permet la nature de la maladie. »

ETIOLOGIE

Le développement de la phthisie aiguë est favorisé par misère et par toutes les causes d'affaiblissement ; au nombre de celles-ci il faut citer les maladies antérieures, particulièrement les affections chroniques, telles que les affections cérébrales, l'albuminurie (obs. Moureton), les maladies osseuses (obs. 19) et toutes celles donnant lieu pendant longtemps à de la suppuration ; enfin et surtout la tuberculose ulcéreuse.

L'influence des lésions chroniques de la phthisie sur la production de manifestations nouvelles de la diathèse tuberculeuse a été démontrée par les travaux des auteurs modernes (Virchow, Rindfleisch, Lépine, Charcot, etc.).

« C'est un fait acquis aujourd'hui à la science que la matière tuberculeuse, arrivée à la période de caséification, jouit de la propriété de propager le tubercule de proche en proche. Il semble qu'elle soit même alors apte à la production de graines qui pourront se détacher de la masse ramollie et iront, transportées par les canaux lymphatiques, germer plus ou moins. A ce point de vue le tubercule est une véritable néoplasie maligne, infectieuse... Cette diffusion de la matière tuberculeuse autour des foyers caséeux peut s'effectuer dans des limites très-variables, et on peut, avec Charcot, y établir trois étapes : infection locale ou directe ; infection à une distance plus ou moins grande par les vaisseaux lymphatiques ; enfin, infection généralisée, dissémination par tout l'organisme de la granulation grise.

La granulation grise est, en effet, la forme qu'affecte la matière tuberculeuse émanée des foyers caséeux (Hanot). L'*emphysème pulmonaire*, *l'asthme* et les *affections du cœur*, toutes maladies fréquentes dans la vieillesse, sont considérées généralement comme antagonistes de la tuberculisation. Il y a même de cette immunité pour les tuberculeux, suivant M. le professeur Peter, une raison toute matérielle qui est la mise en action nécessaire, habituelle et vigoureuse des sommet,s pulmonaires, des *lobes de renfort*; (on sait que ces maladies déterminent de la congestion passive des bases pulmonaires); « mais cette immunité n'a rien d'absolu. C'est une affaire de compensation. Or, il arrive un moment où la respiration énergique des sommets ne compense pas la respiration insuffisante ou nulle des bases, et où l'hématose entre en déficit ; alors commence l'inanitiation respiratoire ; si, alors, aussi à cette cause de débilité générale et intime s'en ajoutent d'autres telles que l'inanitiation par nourriture insuffisante ou malsaine..., voilà la tuberculisation réalisée. »

Souvent, enfin, on a observé la phthisie aiguë chez des vieillards jusque là bien portants et nullement épuisés par des maladies antérieures.

« On devient tuberculeux à tout âge ; je veux dire que, n'étant pas prédestiné au tubercule par sa méchante origine, on peut néanmoins contre toute espèce de prévision, malgré l'intégrité primitive et la force de sa constitution, se tuberculiser, après de longues années d'une santé parfaite; à l'inverse alors du tuberculeux par prédestination, chez lequel la tuberculisation apparaît aux premières périodes de la vie, c'est tardivement, à la cinquantaine ou davantage que le tuberculeux par mésaventure se tuberculisera, et cela, par le fait de sa caducité organique, commençante ou confirmée. » (Peter).

TRAITEMENT

La mort étant, comme nous venons de le dire, la terminaison constante de la maladie, on devra se borner à instituer un traitement purement symptomatique.

CONCLUSIONS

La phthisie aiguë n'est pas très-rare chez les vieillards.

Dans l'âge sénile, comme aux autres périodes de la vie, elle est caractérisée anatomiquement par la dissémination de granulations tuberculeuses dans les poumons, ou, plus rarement, par les lésions de la pneumonie caséeuse aiguë (lésions tuberculeuses).

La phthisie aiguë (il ne s'agit ici que de la phthisie aiguë *granuleuse*) évolue, dans la vieillesse, d'une façon toujours très-insidieuse — quand elle ne demeure pas tout-à-fait latente —, tantôt s'accompagnant de fièvre ou étant apyrétique, tantôt simulant une affection cardiaque ou une affection cérébrale ; d'autres fois, la marche de la maladie ressemble à celle d'une fièvre de consomption ; quant aux signes physiques, ils sont rarement prédominants. La phthisie aiguë, chez les vieillards, présente parfois quelques-uns des symptômes de la forme typhoïde de l'adulte; mais, ces symptômes n'étant jamais bien accusés, on peut dire que la forme typhoïde n'a pas été observée dans l'âge avancé. Il en est de même de la forme suffocante (avec ou sans phénomènes de bronchite capillaire).

Le diagnostic est possible, quand on constate chez un malade qui s'affaiblit rapidement, les signes physiques suivants: diminution générale de la sonorité, matité aux sommets, râles fins, sous-crépitants, diminution du murmure vésiculaire, respiration rude ou soufflante dans les lobes supérieurs.

INDEX BIBLIOGRAPHIQUE.

BAYLE. — Recherches sur la phthisie pulmonaire. Paris, 1810.

LAENNEC. — Traité de l'auscultation médiate. Edition de la Faculté.

LOUIS. — Recherches anat. path. sur la phthisie pulm., Paris, 1825-1843.

FOURNET. — Recherches cliniques sur l'auscultation. 1839.

CANSTATT. — Die Krankheiten des höheren Alters und hire Heilung-Erlangen, 1839.

PRUS. — Recherches sur les maladies de la vieillesse. Mém. de l'Acad. de méd., 1840.

GENDRIN. — De l'influence des âges dans les maladies. Thèse de concours, 1840.

BEAU. — Etudes cliniques sur les maladies de la vieillesse. Journal de médecine, 1843;

DAY. — A pratical treatise on diseases of advanced life, 1849.

LEUDET. — Recherches sur la phthisie aiguë chez l'adulte. Thèse de Paris, 1851.

GILLETTE. — Supplément au supplément des dictionnaires de médecine, 1851.

DURAND-FARDEL. — Traité pratique des maladies des vieillards. 1re éd., 1853. 2e éd., 1873.

GEIST. — Klinik der Greisenkrankheiten. Erlangen, 1860.

METTENHEIMER. — Beitrage zur der Lehre der Greisenkrankheiten. Leipsig, 1863.

MOURETON. — Tuberculisation des vieillards. Th. Paris, 1863.

EMPIS. — De la granulie ou maladie granuleuse. Paris, 1865.

COCATRICE. — Tuberculisation aiguë chez les vieillards. Th. de Paris, 1866.

HERARD et CORNIL. — Traité de la phthisie pulmonaire. Paris, 1867.

JARDIN. — Phthisie pulmonaire des vieillards, Th. de Paris, 1871.

GRANCHER. — Etude sur le tubercule et la pneumonie caséeuse (Arch. phys., 1872). — De l'unité de la phthisie. Thèse de Paris, 1873. — De la tuberculose pulmonaire (Arch. physiologie, 1878).

PETER. — Leçons de clinique médicale, t. II. Paris, 1879. — De la tuberculisation en général. Th. de concours, 1866.

MAIRET. — Formes cliniques de la tuberculose miliaire du poumon. Thèse de concours, 1878.

HANOT. — De la phthisie. Dict. de médecine et de chirurg. pratiques. Paris, 1879.

Paris. — A. PARENT, imp. de la Faculté de Médecine, r. M.-le-Prince, 29-31.

www.ingramcontent.com/pod-product-compliance
Lightning Source LLC
LaVergne TN
LVHW020043170826
845678LV00001B/413

* 9 7 8 2 3 2 9 6 8 9 1 4 2 *